치매의 예방과 치료

치매의 예방과 치료

하시즈메 고지(성 요셉 병원 원장) 著
박인용 譯

아침
나라

하시즈메 고지(橋爪孝次)

의학 박사. 1937년 도쿄 출생.
지케이카이(慈惠會) 의과 대학을 졸업하고 同대학 의무국에서 근무했다.
1971년 사이타마현 구마가야시에 하시즈메 소아과 의원을,
1976년에는 하시즈메 병원을 개원했다.
1984년 구마가야시에 일본 최초의 치매 노인 전문 요양소인
성 마리아 너싱 빌라를 개원하였다.
1986년에는 하시즈메 병원의 명칭을 성 요셉 클리닉으로
변경하였고, 현재는 의료법인 세실리아(성 요셉 클리닉)의
이사장 · 성 마리아 너싱 빌라 이사장 · 주식회사 하프 센처리모어 이사를 겸하고 있다.
성 마리아 너싱 빌라는 치매 노인 전문 요양소로 일본 최대의 시설을 갖추고 있다.

박인용

서울대학교 국어국문학과 졸업하고, 출판사에서 전집과 학습서를
기획 · 편집 하였다. 현재 번역문학가로 활동하고 있다. .
역서로는 『렉타임』, 『마이러』, 『세상을 보는 지혜(후편)』, 『BBC 직장생활과 스트레스』,
『BBC 면접시험에 합격하는 법』이 있다.

치매의 예방과 치료

1판 1쇄 발행일 — 1997년 7월 10일 (둥지)
2판 1쇄 발행일 — 1999년 12월 20일
3판 1쇄 발행일 — 2005년 02월 21일

지은이 | 하시즈메 고지
역자 | 박인용
펴낸이 | 황근식
펴낸곳 | ㈜아침나라
출판등록 | 1999년 5월 13일 제16-1888호
주소 | 121-876 서울시 마포구 용강동 494-85 다산빌딩 201호
http://www.achimnara.com
E-mail | book@achimnara.com
전화 | (02)924-4114 팩스 | (02)929-7337

ⓒ 2005 아침나라

ISBN 89-5587-150-3 13510

* 잘못된 책은 바꾸어 드립니다.

치매의 원인은 30, 40대에 있다

치매라는 무시무시한 병이 점점 늘어나고 있다. 치매는 이제 노인들의 전매 특허가 아니다. 물론 확률적으로는 나이가 많을수록 발병률도 높지만, 혈기 왕성한 젊은이에게도 발병되는 사례가 보고되고 있어 놀라움을 주고 있다. 치매는 한마디로 말할 수 있을 정도로 단순한 것이 아니다. 그렇지만 질병인 것만은 분명한 사실이며 발병 연령이 젊어지고 있다는 현실에도 주목할 필요가 있다.

현재 치매에 걸린 사람들을 치료하고 있는 우리 병원(성 마리아 너싱 빌라)에 입원해 있는 환자 186명 가운데 65세 이하는 약 10명으로, 최저 연령은 46세이며 5.4%를 차지하는 이들은 결코 노인이 아니다.

생활 습관인가? 사회 환경으로부터 오는 스트레스 때문인가? 개인이 갖고 있는 유전적 요소 때문인가? 또는 여러 가지 요인이 복잡하게 얽혀 발병으로 이어지는 것일까?

하나하나의 사례를 세밀하게 분석해 보면 어떤 결론을 얻을 수 있겠지만 아직은 이렇게 하면 낫는다, 이런 방법이면 막을 수 있다는 치료나 예방법이 확립되어 있지 않다. 그렇기 때문에 모든 각도로부터 요인이라고 생각되는 것을 찾아보기 위해서는 우선 스스로 치매에 대한 지식을 갖는 것이 중요하다.

'젊으니까' 하고 치매를 먼 훗날의 일로 생각할 것이 아니라 자신의 일로 생각하고 치매를 예방하려는 자세를 가져야 한다. 젊다고 하는 의식은 언제까지라도 간직하고 싶겠지만 심신의 노화는 슬그머니 찾아온다. 식생활의 개선이나 마음의 여유를 간직하는 생활 습관을 익히기 위해서는 오랜 시간이 필요하다.

하지만 치매의 원인은 대부분 의학적으로 해명되어 있지 않다. 치매에 걸린 사람들의 통계를 바탕으로 해서 말할 수 있는 것은 30, 40대의 생활 태도에 많은 공통점이 있다는 것이다. 즉 치매의 원인은 30, 40대에 있다고 말할 수 있다. 그러므로 '치매 정도 테스트'를 해보고 '치매 예방법'에 관심을 가져야 한다.

아직 치매와는 거리가 멀다고 생각하는 30, 40대의 사람들은 지금은 활력에 차 있더라도 장래에 치매에 걸릴 위험이 있으므로 치매에 걸리지 않기 위한 준비가 필요하다.

그리고 30, 40대의 사람이라면 부모가 대부분 고령일 것이다. 간과하기 쉬운 치매의 징후가 명을 재촉하는 경우도 있다. 조기 발견이 중요하다. 또 이미 치매의 기미가 보이는 사람에게는 간호의 방법에 따라 치매 증상의 진행 속도가 달라진다.

고령화 사회를 맞아 이와 같은 사람들에게 이 책이 조금이나마 도움이 된다면 다행이 아닐 수 없다.

하시즈메 고지

차례

제1장 젊은층을 습격한 치매의 공포

치매 인구가 늘고 있다 … 15
치매, 젊은층에까지 확산되고 있다 15
알츠하이머형 치매에는 연령이 따로 없다 17

누구나 치매에 걸릴 수 있다 … 20
치매는 자기도 모르는 사이에 찾아온다 20
치매 증상은 갑자기 나타난다 21
치매에 걸리면 똑같은 자랑을 계속 반복한다 23

제2장
치매를 분석한다

여성이 치매에 더 잘 걸린다 … 27
    치매는 고치기 힘든 난치병이다 27
    난치병이란 '사회 복귀 불능'을 뜻한다 28
    치매 = 망령 29
    치매는 초기에 발견해야 이롭다 30
    뇌졸중 뒤에는 치매가 온다 30
    치매의 최대 원인은 스트레스이다 31
    치매는 급격히 진행된다 35

노화는 치매의 원인인가 … 36
    '늙는다'는 것은 무엇인가 36
    인류의 역사는 '늙음'과의 투쟁이었다 37
    미개 사회 / 고대 헤브루 민족 / 고대 그리스 / 성서에 보이는 '늙음'

치매는 이렇게 온다 … 40
    초기 치매는 건망증으로 오인하기 쉽다 50
    초기 치매 증세 / 중기 치매 증세 / 말기 치매 증세
    치매에 걸리면 성격이 변한다 44
    기억력 장해 / 성격의 변화

엉뚱한 말을 하면 치매를 의심해 봐야 한다 45
제1기(발병 후 1~3년) / 제2기(발병 후 2~10년) / 제3기(발병 후 8~12년) /
알츠하이머형 치매의 임상적 특징

이런 사람이 치매에 잘 걸린다 … 49

완고한 사람은 치매에 걸리기 쉽다 49
성격의 유형

성격은 치매에 큰 영향을 미친다 51

치매에 걸리면 생명이 단축된다 52

운동량이 부족하면 치매가 빨리 온다 54

치매에 걸리면 뇌 기능도 멈춘다 54

식습관과 치매는 밀접한 관련을 갖는다 56

삶의 질을 높이면 치매를 예방할 수 있다 57

제3장
치매 정도 자가 진단법

우리 모두가 치매 예비군이다 … 63

치매 정도를 자가 진단할 수 있다 63

치매로부터 안전한 사람은 없다 … 70

생활 방식을 바꾸면 치매를 늦출 수 있다 70

제4장
치매 환자, 이렇게 보살핀다

이런 말과 행동을 하면 치매다 … 127
　치매, 자각 증상 느낄 때면 이미 늦다　127
　치매와 건망증은 다르다　130
　　단순한 기억 장해 / 병적인 기억 장해
　인식 장해가 시작된다　132
　똑같은 행동을 되풀이한다　134
　생활 자세가 흐트러진다　134
　뉴스에 무관심해진다　135
　아예 외출하지 않게 된다　136
　위험한 행동을 자주 한다　137
　사랑하는 사람의 죽음은 치매를 부를 수 있다　138
　　슬픔을 극복하는 과정

치매에 걸린 사람을 보살피는 방법 … 142
　치매에 걸려도 자존심은 남아 있다　142
　명예를 손상시키는 말은 하지 않는다　145

수치심에도 배려한다 145

  사는 보람을 갖게 한다 146

  검진에 동행한다 146

  집 안을 정리한다 147

  간호인의 건강을 유지한다 148

  가정의를 정해 둔다 148
  가정에서 보살필 때의 마음가짐

  미끄러지지 않게 주의한다 149
  몸져눕지 않기 위한 10개 조항 / 몸져누운 노인을 간호하는 기본 자세 /
  몸져눕기 쉬운 병 / 몸져눕는 상태가 되면 여러 가지 질병이 초래된다

치매에 걸린 사람과의 대화법 … 153

  환자는 사소한 일로도 행복해 한다 153

  꿈속에서는 생존해 있는 남편과의 대화 154

  기저귀 교환은 조용하게 한다 155

제5장
치매 이렇게 예방할 수 있다

치매 예방을 위한 12개 항목 … 161

  치매에 걸리기 전에 예방한다 161

술·담배는 치매의 커다란 요인이다 163

언제라도 상담할 수 있는 가정의를 둔다 166

정기적으로 건강 진단을 받는다 168
당뇨병 / 고지혈증 / 고혈압 / 동맥 경화 / 심장병

치매를 예방하는 신체 단련으로는 체조가 가장 좋다 171

오감을 골고루 발달시킨다 173
촉각 / 청각 / 시각 / 미각 / 후각

과식하지 않는다 175

주위 사람들과 화합하며 지낸다 178
주거상의 요구 / 생활상의 요구

늙어서도 할 수 있는 일을 찾는다 180

규칙적인 생활을 한다 180

메모하는 습관을 갖는다 181

생각이 즐거우면 나이 드는 것도 즐겁다 182

새로운 모험에 도전한다 182

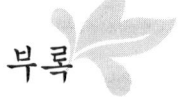

부록

치매 전문 병원 및 요양 시설 안내 … 185

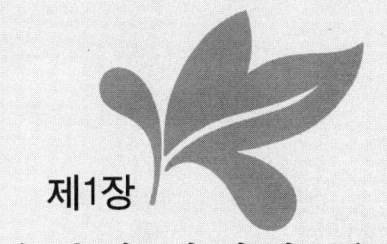

제1장
젊은층을 습격한 치매의 공포

치매 인구가 늘고 있다

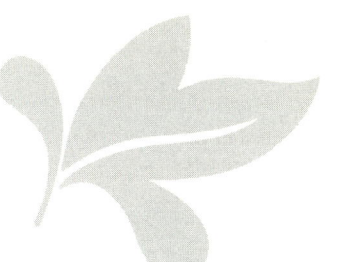

혈기 왕성한
젊은이에게 찾아온 치매

치매, 젊은층에까지 확산되고 있다

요즘 30, 40대에 갑자기 찾아드는 '장년성 치매'가 급증하여 신문이나 잡지, 텔레비전에서 집중 보도하는 등 치매가 사회적 문제로 대두되고 있다. 혈기 왕성한 장년층을 갑작스런 죽음으로 몰고가는 '돌연사'나 '과로사'와 함께 치매 역시 어느 순간 갑자기 찾아온다.

38세의 S씨는 대기업의 샐러리맨이었다. 그런데 1년 전, 경기 침체로 인원을 감축함에 따라 본사의 지방 지점으로 전근하게 되었다. 그에게는 자녀가 없었기 때문에 부부가 단촐하게 부임지로 향할 수 있었다. 본사에 있을 때보다 업무량도 훨씬 적어 한가로운 생활을 했다. 그런데 1년 정도 지나면서부터 그의 말과 행동에 조금씩 이상한 변화가 보이기 시작했다.

"여보, 석간 아직 안 왔어?"

"어, 아까 읽었잖아요?"

"아니, 안 읽었는데……."

이런 날이 잦아졌다. 그리고 출근할 때 지갑이나 수첩, 손수건을 직접 호주머니에 챙겨 넣고도 나가서는 '없다'고 하는가 하면, 목욕탕에 더운물을 틀어 놓고 잠그는 것을 잊는 등 점점 증세가 심해졌다.

그의 아내는 남편에게 이런 일이 나타나기 시작한 초기에는 '단순한 건망증이려니' 하고 대수롭지 않게 여겼지만 회사의 상사로부터 연락을 받고 나서는 그가 심각한 병에 걸렸음을 알게 되었다.

"부인, 실은 그의 행동이 약간 이상합니다. 회의나 상담을 할 때 멍하니 있는 때가 많고, 일을 할 때도 실수가 자주 눈에 띕니다. 거래처 사람의 이름을 분간하지 못하는가 하면, 간단한 계산이나 보고서를 작성하는 데에도 시간이 오래 걸리는데다 실수투성이입니다. 도대체 어떻게 된 노릇인지……."

회사에서도 집에서와 똑같은 증세가 나타난 것이다.

처음에는 격무에 시달리던 사람이 한가로운 생활을 하다 보니 기운이 빠져서 그런 모양이라고 생각하기도 했다. 그렇지만 똑같은 증세가 계속 나타나고 3개월 후에는 회사 전화번호까지 잊어버릴 지경에 이르자, 부인은 노이로제가 아닌가 하고 장기 휴가를 얻었다.

그러나 반 년 정도 지나자 이제는 아내 이름까지 잊어버릴 정도가 되었다. 병원에 가서 진단한 결과 초기 '알츠하이머형 치매'로 판명되었다.

알츠하이머형 치매에는 연령이 따로 없다

치매는 대체로 뇌혈관성 치매와 알츠하이머형 치매로 크게 나누어진다.

뇌혈관성 치매는 뇌혈관 장해가 원인이 되어 일어나는 증상이다. 뇌혈관성 치매는 뇌졸중이나 노년성 치매에 걸린 사람들에게서 많이 나타나지만 요즘은 성인병이 젊은 세대에까지 확산됐기 때문에 장년층에게도 많이 나타난다.

육식 위주의 식생활, 누적된 과로, 스트레스의 증가, 운동 부족 등이 겹쳐 알지 못하는 사이에 뇌혈관 장해를 일으키는 요인이 형성되고 있는 것이다. 그래서 한참 활발하게 일할 30, 40대에 뇌혈관성 치매에 걸리게 되는 것이다.

1907년 알츠하이머 박사가 발견한 알츠하이머형 치매는 현재까지 발병 원인이 밝혀져 있지 않다. 때문에 치료법도 확립되어 있지 않다. 다만 신경과 신경 세포 사이에 자극을 전달하는 역할을 하는 신경 전달 물질의 대사 장해가 주 원인이라는 것 정도만 밝혀져 있다. 그리고 알츠하이머형 치매는 유전되기도 한다.

치매는 수적으로는 고령자에게서 압도적으로 많이 발병한다. 그러나 어느 누구도 치매의 안전 지대에 있는 것은 아니다. 알츠하이머형 치매가 무서운 것은 발병하기 쉬운 연령이 따로 없어 언제라도 시작되고 갑자기 증상이 진행된다는 점이다.

30, 40대에 치매에 걸린 사람들 중 상당수가 이 알츠하이머형 치매로서, 20대에 발병한 경우도 알려져 있을 정도이다. 치매가 이렇게 고령자뿐 아니라 장년층에까지 침투하게 된 원인은 무엇일까?

우리 사회는 현대 의학의 발전 등에 힘입어 점점 더 고령화 사회로 진행되어 가고 있다. 장년성 치매는 어떻게 해서라도 피해 갈 수 있다고 하더라도 고령화 시대에 살고 있는 우리에게 치매의 가능성은 어차피 피할 수 없는 현실이다. 그러므로 조기에 적절한 치료 및 예방을 하는 것이 중요하다.

알츠하이머형 치매의 진행 과정과 각 시기에 나타나는 증상은 다음 표와 같다.

:: 알츠하이머형 치매의 진행 과정과 증상

진행 과정	증 상
초 기	• 의욕저하 : 멍해지고 무엇이든 해보려고 하는 의욕이 생기지 않는다. • 우울증 : 말수가 적어지고 행동도 민첩하지 못하며 얼굴 표정도 굳어진다. • 기억 장해 : 물건을 어디에 두었는지 제대로 기억하지 못하고, 자주 잃어버려 일상 생활에서 곤란을 겪는 경우가 많아진다. • 가족들은 차츰 환자가 이상하다는 느낌을 갖기 시작하며 업무상이나 가정 내에서도 혼란이 일어나는 경우가 있다.
중 기	• 기억하지 못하는 경우가 잦아지며 지능도 떨어지기 때문에 이해력, 판단력, 유추하고 계산하는 능력 등이 감퇴한다. • 사물의 명사형 이름이 생각나지 않기 때문에 '이', '저', '이것', '저것' 등의 단어를 많이 사용한다. • 자신의 기억 장해를 감추기 위해 지어낸 이야기를 해서 주위 사람들을 혼란에 빠뜨린다. • 식사, 목욕, 배변 등 일상 생활을 하는데 있어서 다른 사람의 도움을 필요로 하게 된다.
말 기	• 기억 장해가 더욱 진전되어 방금 전의 일도 기억하지 못하고 가족도 알아보지 못한다. • 자신의 이름이나 출생지 등 아주 단편적인 것은 알고 있는 경우도 있지만 그것조차도 잊어버리는 경우가 있다. • 일상 생활의 모든 면에서 항상 다른 사람의 도움을 받아야만 할 정도가 된다. • 가족은 골칫거리로 여기게 되고 이어 슬픔과 절망감에 휩싸이게 된다.

누구나 치매에 걸릴 수 있다

치매는 결코
남의 문제가 아니다

치매는 자기도 모르는 사이에 찾아온다

치매는 나이가 들어가는 것과 함께 자신도 모르는 사이에 슬그머니 찾아온다. 그러나 언제쯤 치매에 걸릴 것이라는 발생 시기는 따로 정해져 있지 않다. 30, 40대 장년층에게도 별안간 치매가 찾아오기 때문이다.

치매는 결코 남의 문제가 아니다. 본인은 물론 남편이나 아내, 아버지나 어머니 등 누구나 치매에 걸릴 수 있다.

따라서 자신은 물론 가족들을 위해서라도 치매에 관한 정보를 알아 두는 지혜가 필요하다. 치매에 걸렸을 경우 대처법으로는 어떤 것이 있는지, 또 치매에 걸린 사람을 간호하는 법으로는 어떤 것이 있고 치매 전문 병원은 어디에 있는지 알아 두면 앞으로의 인생에 많은 도움이 될 것이다.
　여러 가지 사례를 통해 치매란 어떤 것인가를 파악해 보기 바란다.

치매 증상은 갑자기 나타난다

∷∷∷ **사례 1**
　P씨는 도시의 번화가에서 아버지와 함께 상점을 경영하고 있었다. 그런데 거품 경제 시대로 인해 그곳의 땅값이 높이 뛰자 상점을 정리하고 그 동안 거래하던 제조 회사에 취직을 했다.
　그가 제조 회사에 취직해 해외 근무를 가기 전까지는 아무런 문제가 없었다. 그러나 해외 근무를 마치고 돌아왔을 때 그의 아버지는 치매에 걸려 병원에 입원 중이었다.
　아버지는 아들의 얼굴도 알아보지 못하고 "당신 누구요?" 하고 물었다. 아들이 하염없이 눈물을 흘리자 아버지는 누군지도 모르는 사람이 슬퍼하는 것을 알아차리고 "아니, 어디선가 만난 듯하기는 한데……" 라고 말했고 아들은 그 말에 더욱 슬픔이 북받쳐 오르는 것이었다.

∷∷∷ **사례 2**
　치매에 걸린 사람은 "누가 내 지갑을 훔쳐 갔다"며 소동을 일으키는 경우가 흔히 있다. 그런데 자신의 자식이나 혈연 관계에 있는 사람은 범인으로 지목하지 않고 대체로 며느리를 범인으로 생각하는 경우가 많다. 처음에는 여기저기 찾아보면 잃어버린 지갑이 나오기 때문에 "어머니, 여기에 있잖아요" 하고 건네 주면 "아이구, 왜 이리 정신이 없는지 몰라"라고 하거나 아무렇지 않은 듯 얼버무린다.

그러다가 치매가 점점 더 진행되면 자신의 지갑이 중요한 것인 줄은 알기 때문에 장롱 깊숙이, 또는 액자 뒤와 같이 점점 찾기 어려운 곳에 감추게 된다. 그러고는 자신이 어디에 숨겼는지 잊어버리고 지갑이 없어졌다고 소동을 일으킨다. 시간이 지나도 발견되지 않으면 '그 애가 훔쳐 간 게 틀림없어' 하고 생각하게 된다. '그 애'란 바로 며느리를 말하는 것이다. 그리고 퇴근해서 돌아온 아들에게 그것을 일일이 알린다.

아들은 어머니가 치매에 걸린 줄도 모르고 처음에는 자신의 아내가 어머니에게 소홀히해서 그러는 줄 알고 부인을 책망하는 경우가 많다.

또는 자기 부인이 이런저런 물품을 구입하는 일을 어머니에게 시키고 싶어하지 않기 때문에 그런 것으로 생각하기도 한다. 그래서 좀더 다정하게 어머니를 보살펴 드리라고 부탁한다. 그러나 며느리로서는 나름대로 최선을 다해 시어머니를 모셔 왔기 때문에 속이 상할 수밖에 없다. 그래서 부부 싸움으로 발전하는 경우도 적지 않다.

::::: **사례 3**

어린이를 사랑하는 어느 초등학교 교장 선생님이 있었다. 학부모들의 신뢰도 높았으며 그는 교직에 있는 것을 매우 자랑스럽게 생각했다. 아침마다 학생들이 등교할 때는 항상 교문 앞에 서서 큰소리로 인사하며 다정하게 학생들을 맞이했다.

그런데 그 선생님이 정년 퇴직을 하고 난 다음 날부터 갑자기 이상해졌다. 여전히 학교에 나가는 것이었다. 학교에서는 얼마 동안은 신임 교장이 부임하지 않아 그것이 큰 문제가 되지 않았다. 교사들도 그가 교장실에서 집무하는 것을 잠자코 지켜 보기만 했다. 그러나 조례를 하겠다고 했을 때는 어떻게 해서든지 설득하지 않을 수 없었으며, 마침내 여러 사람이 협의한 결과 교문에서 인사하는 것만 허용하기로 했다.

그 사이에 학생들도 사정을 알아차렸다. 가족들도 그대로 두어서는 안 된다고 생각하여 그를 병원으로 데리고 갔다.

치매에 걸리면 똑같은 자랑을 계속 반복한다

치매에 걸린 노인에게 남아 있는 것은 자신의 명예심, 자신의 화려했던 시절, 사회적으로 평가받은 일 등이다. 이런 것이 강렬하게 머리 속에 남아 영향을 미치는 것이다.

그래서 자랑스레 이야기하는데 문제는 이미 이야기한 사실 자체를 망각해 버린다는 것이다. 보통 사람들도 때로 그런 경우가 있지만 치매 환자들은 정도가 훨씬 심하다. 자신의 머리 속에 기록된 일이 녹음기처럼 풀려 나오는 것이다.

"할아버지, 그 이야기는 벌써 다섯 번째예요" 하고 말하지 않을 수 없다. 그러나 할아버지는 매일 똑같은 자랑을 몇 번씩이나 되풀이한다.

여러분 자신이나 가족 가운데 앞의 사례들과 비슷한 경우는 없는가? 비슷한 경우가 있다면 치매가 아닐까 주의 깊게 살펴보아야 한다.

제2장
치매를 분석한다

여성이 치매에 더 잘 걸린다

난치병 중의 난치병, 치매

치매는 고치기 힘든 난치병이다

"치매를 병이라고 생각합니까?"

이런 질문을 하면 10년 전에는 치매는 병이 아니라고 대답했다. 병이라고 대답하는 사람은 극소수일 뿐이었다. 대부분의 사람들이 치매는 병이 아니라 노인이 되면 누구나 그렇게 되는 것으로 생각했다.

그러나 확실히 말하지만 치매는 질병이다. 그것도 예사로운 질병이 아니라 난치병 중의 난치병이다.

최근에는 치매도 질병이라는 인식이 높아져 그나마 다행이라고 생각하지만, 아직도 치매를 단순한 건망증 정도로밖에 알지 못하는 사람이 많다.

이제 여러 각도에서 치매의 모든 것에 대해 분석해 보기로 한다. 그리고 '치매 정도 테스트'에서부터 '치매 발견법'과 '치매 예방법'을 익혀 두기 바란다.

난치병이란 '사회 복귀 불능'을 뜻한다

먼저 과거에는, 질병의 원인이 밝혀지지 않았고, 아직 치료법이 확립되어 있지 않으며, 상당 기간 장기 요양이 필요하며 사회 복귀가 불가능한 것을 난치병이라 불렀다.

그러나 최근에는 약간 간단해져 다음의 두 가지에 해당되면 난치병이라고 판정된다. 즉 장기 요양이 필요하고, 사회 복귀가 매우 곤란하거나 또는 불가능한 상태이면 난치병으로 본다. 예를 들면 식물 인간, 뇌성 마비 환자, 침대에 누워 지내는 노인, 정신 박약자 등은 사회 복귀나 참여가 곤란하다.

'사회 복귀가 불가능하다'는 말은 기운이 없어 직장에 나가지 못하고 가정에서도 여러 가지 일을 하지 못하는 것을 뜻한다.

이러한 난치병의 정의에 맞춰 보면 치매는 말 그대로 난치병 중의 난치병이 되는 것이다. 그리고 치매의 경우 단순한 환자는 없다. 대부분 가족은 말할 것도 없고 전혀 알지 못하는 사람까지 당황하게 만든다.

예를 들면 불씨를 잘못 만져 큰 화재를 일으키기도 하고, 교통법규를 무시하고 길을 걷는 경우도 있어 큰 사고를 일으킬 우려가 적지 않다.

치매 = 망령

치매는 의학적 용어이고, 일반적으로는 노망이나 망령이라고 한다. 앞 장에서 이야기했듯이 노망이나 망령, 즉 치매는 크게 뇌혈관성 치매와 알츠하이머형 치매로 나뉜다.

치매가 도대체 어떤 것인지 알기 위해서는 먼저 지능 저하나 의식 장해와 어떻게 다른지 그 개념부터 알아야 한다.

선천적인 지능 저하란 태어날 때부터 지능이 낮은 경우를 말한다. 즉 정신 박약이라고도 부른다. 이와는 달리 정상이었던 지능이 나중에 저하되는 것이 치매이다.

뇌의 변화란 뇌가 질병에 의해 변화하는 증상으로 뇌혈전, 뇌출혈, 뇌의 위축(알츠하이머병) 등이다.

의식 장해 때문에 지능이 저하되어 있는 경우는 치매라고 하지 않는다.

치매는 초기에 발견해야 이롭다

치매는 대부분의 경우 노년에 접어들면서 걸리게 되지만, 앞에서도 소개한 것처럼 근년에는 장년성 치매도 증가하고 있다. 특히 뇌출혈, 거미막하 출혈 등의 뇌졸중을 일으키면 치매의 가능성이 높아진다.

알츠하이머형 치매도 40대 후반부터 시작된다고도 하지만 20대에 발병하는 경우도 알려지고 있어 충격을 주고 있다. 본인은 물론 주위 사람들도 치매의 발병 여부에 신경을 써야 한다. 치매는 빨리 발견함으로써 피해를 최소한으로 줄일 수 있기 때문이다.

뇌졸중 뒤에는 치매가 온다

뇌졸중이라는 말을 살펴보면 뇌(腦)는 머리, 졸(卒)은 급하다, 중(中)은 걸리다로 '머리가 병들어 있다'는 의미이다. 즉 머리 속이 급히 병들었다는 것이 뇌졸중이다. 뇌출혈, 뇌혈전, 거미막하 출혈 등이 모두 뇌졸중에 속한다.

결국 머리에 이상이 생기는 치매는 뇌졸중과도 관계가 깊다. 뇌졸중이 일어난 지 2~3년 후에 치매에 걸리는 경우가 아주 많기 때문이다.

뇌졸중 후 바로 치매에 걸리는 사람도 있지만 일단 의식을 회복한 경우는 2~3년 후부터 차츰 치매가 찾아온다.

뇌졸중으로 쓰러지고 나서 치매가 오기까지의 기간은 보통 60~69세는 3년, 70~79세는 2년, 80~84세는 1년 정도이다.

나이가 들수록 뇌의 기능이 저하되기 때문에 더 앞당겨지는 것이다. 앞으로 고령화 사회에서는 치매가 급증할 것이다.

지면에서 구덩이를 파는 경우를 생각해 보자. 해가 지나면서 구덩이 주위의 흙이 점점 무너져 내린다. 뇌졸중의 경우도 마찬가지이다. 뇌졸중이 일어나면 10억의 세포가 죽는다. 그리고 시간이 지나면 10억의 세포 주위가 차츰 무너져 내린다. 구멍이 넓어지는 것이다. 그러면 치매 증상도 진행된다. 이것도 치매에 걸릴 때까지의 햇수와 관계가 있다.

치매의 최대 원인은 스트레스이다

필자가 근무하는 병원에는 180명 이상의 치매 환자가 입원해 있는데 그중 80%가 여성이다. 그렇다고 여성이 훨씬 더 치매에 잘 걸린다는 말은 아니다. 남편이 치매에 걸렸을 경우 부인이 건강하면 집에서 부인이 남편의 시중을 들어 주기 때문에 입원 환자 중 남자의 비율이 낮은 것이다. 그러나 그 반대의 경우, 즉 부인이 치매에 걸렸을 경우 남편이 간호해 주는 경우는

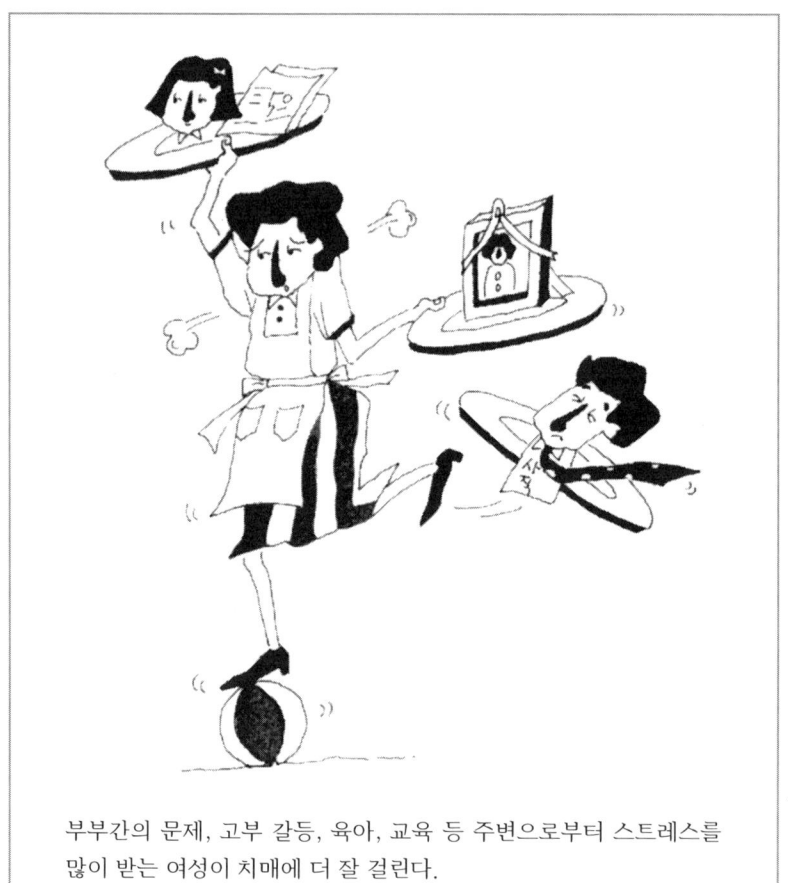

부부간의 문제, 고부 갈등, 육아, 교육 등 주변으로부터 스트레스를 많이 받는 여성이 치매에 더 잘 걸린다.

드물고 대체로 병원에 입원시키게 된다. 이것이 입원 환자 가운데 여성이 큰 비중을 차지하는 이유 중의 하나일 것이다.

또 평균 수명도 여성이 남성에 비해 6세나 더 길기 때문에 남성보다 여성 쪽이 치매에 더 걸리기 쉽다고 말할 수도 있다.

그렇지만 치매의 최대 원인은 스트레스이다. 여성은 정말로 많은 골칫거리를 안고 산다. 여성이 스트레스를 받는 주된 원인으로는 부부간의 문제(권태기, 바람, 불륜, 성격차이), 고부간의 갈등, 인간 관계(이웃, 직장, 학교, 학부모회, 교우, 친척), 육아, 교육, 수험, 취직, 결혼, 이사, 전근, 남편의 퇴직, 전직, 자신의 신체적 부조화, 가족의 질병, 부모나 가까운 사람의 죽음 등이 있다.

요즘은 고혈압의 치료 방법이 진보하고 식생활이 개선되어 대혈관 장해는 많이 줄었지만 소혈관의 병세는 여전히 많다. 여성이 노년기에 접어들면 이러한 변화로 인한 다발성 뇌혈전 형태 때문에 치매에 걸리는 경우가 많다.

게다가 아파트 생활이 증가하면서 이웃간의 인간 관계도 어려워지고 있다. 학교에서는 어린이 폭력 문제가 일어나기도 하고 학부모회의 활동에 참가하면 이런저런 험담도 듣게 된다. 그리고 남편이 전근하면 이사를 해야 하는 문제도 생긴다.

또 남편의 퇴직 시기는 여성의 갱년기 장해 시기와 겹쳐지는 경우가 많다. 가족 가운데 노인이 병에 걸리는 것도 연령적으로 이 시기와 일치한다. 부모나 가까운 사람의 사망도 정신적으로 충격을 준다. 재산 상속의 문제 등도 생긴다. 이런 일들이 중년 이후 집중적으로 겹치게 되는 것이다.

자신의 아이들을 기르고 손자를 돌보고 남편을 간호한 뒤 점차 자신은 뜻대로 움직이지 못하게 된다.

현대에는 이러한 여성이 증가할 가능성이 높다. 그러므로 어떻게 해서라도 스트레스를 해소시켜야 한다.

:: 치매 노인의 치매 경과와 생명 곡선

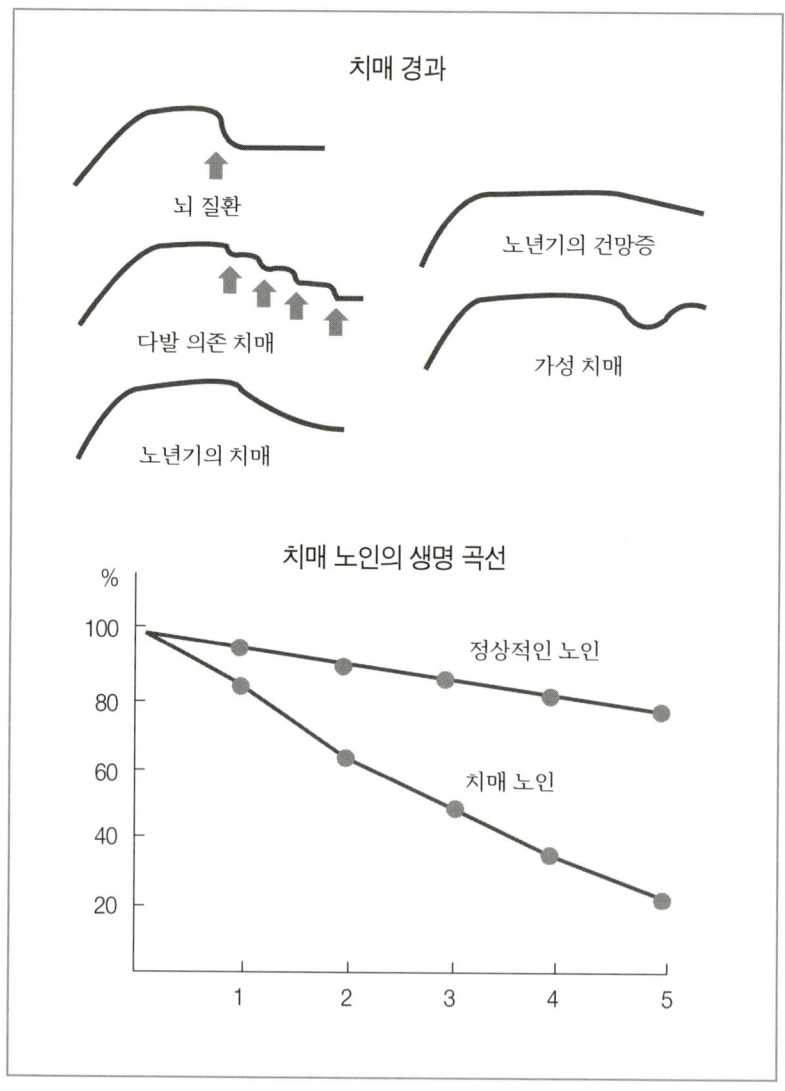

치매는 급격히 진행된다

앞의 표는 치매 조사 연구에 관한 권위자로 알려진 하세가와 가즈오의 자료를 바탕으로 치매의 진행 상황을 나타낸 것이다.

치매가 진행되는 과정에는 몇 가지 특징이 있다. 그 가운데서도 뇌 질환이 일어나면 치매가 급격히 진행된다는 것을 쉽게 알 수 있다. 그래프에서는 '다발 의존 치매'로 계단 모양으로 치매가 진행되는 경우도 있다. 한편 치매 진행 상태에 놓여 있던 사람이 의식을 되찾는 경우도 있다. 이것은 '가성 치매'라고 한다.

그리고 표의 '치매 노인의 생명 곡선'에서도 알 수 있듯이 치매는 일반적인 노쇠에 비해 사망 시기를 앞당긴다.

노화는 치매의 원인인가

역사 속에서 보는
'늙음'으로 앞날을 예측한다

'늙는다'는 것은 무엇인가

치매와 깊은 관련이 있다는 '늙는다'는 것은 도대체 무엇일까? 아직도 기업체 등에서는 55세 정년제가 많다. 이것은 평균 수명이 지금보다 20세 이상 낮았던 시대의 산물이다.

그러므로 평균 수명이 80세에 가까운 오늘날에는 이런 사고방식을 바꾸어야 한다. 실제로 60세 이상으로 정년을 연장하는 기업이 늘어나고 있다.

이제 우리는 인류가 탄생된 이후 최초로 맞는 장수 사회에서 어떻게 살아가야 하는지를 모색해 보기로 하자.

먼저 인류가 이제껏 경험해 왔던 '늙음의 역사'를 되돌아보자. 거기에 늙는다는 것이 무엇인가라는 절실한 문제에 대한

답이 적지 않게 암시되어 있다.

인류사는 '늙는다'는 것과 끊임없이 싸워 온 역사였다 해도 과언이 아니다.

인류의 역사는 '늙음'과의 투쟁이었다

미개 사회

미개 사회에서는 노인의 수가 매우 적었다. 사고나 싸움, 동물의 습격 등과 같은 일이 많이 일어나 대부분 젊은 나이에 죽어버렸기 때문이다. 그래서 50세 정도만 되더라도 인생의 대선배였으며 풍부한 지식과 경험을 가진 자로서 대우받았다.

한편 미개 사회에서는 노인을 잡아먹거나 내다버리는 일도 있었다. 거기에는 다음과 같은 이유나 의미가 있었다.

_ **생명 연장의 수단** 미개 사회에서는 굶주림이나 씨족간의 투쟁으로 인해 식량이 부족해졌을 때 생존의 필요에 따라 어린이들을 먹여 살리기 위한 수단으로서 노인을 내다버렸다. 또한 적에게 잡아먹히는 것보다 자기들이 잡아먹는 것이 노인에게는 기쁠 것이라고 생각하기도 했다. 사람의 영혼이나 지혜가 신체와 함께 흡수된다는 사상이 있어 인육을 먹는 것에 조금도 죄의식을 느끼지 않았다.

_ **질병 치료의 수단** 오래 사는 사람은 질병에 강한 특별한 성분

을 지니고 있다고 여겨 그 사람의 인육을 먹으면 자신도 오래 살 수 있으리라고 생각했다.

_ 제례의 방법 _ 차츰 인육을 먹는 것을 꺼림칙하게 여기게 됨으로써 복을 구하고 재앙을 물리치는 제례 의식으로만 남게 되었다.

고대 헤브루 민족

구약 성서에 의하면 고대 헤브루 민족에게는 부모에 대한 효도를 강조하는 다음과 같은 윤리적 가르침이 전해 내려 왔다.

"아버지나 어머니를 저주한 경우에는 죽음으로써 사죄해야 한다."

"하느님의 나라에서 영생하기 바라거든 부모를 공경하라."

성서에서 예언자나 지혜로운 자는 나이가 많아도 항상 존경을 받았다.

고대 그리스

고대 그리스에서는 노인을 사회성이 없고 교우도 없으며 기력을 잃은 미워할 만한 존재로 간주했다.

소크라테스는 노인에 대해 "거기에는 온갖 악이란 악이 다 머물고 있다"고 말했다. 그러나 헤시오도스는 "청년은 일하고 성인은 의논 상대가 되며 노인은 가만히 기도한다"고 말했다. 세상이 각박해진 것이다.

성서에 보이는 '늙음'

지금까지 역사를 통해 '늙는 것'에 대한 사고 방식의 변화를 살펴보았다. 그러면 세계에서 가장 큰 영향력을 지닌 기독교에서는 어떤 견해를 나타내고 있을까?

성서에는 다음과 같이 적혀 있다.

"백발이 된 사람 앞에서는 일어서지 않으면 안 된다. 그리고 노인을 공경하고 하나님을 경외해야 한다." (레위기 14장 32절)

"내가 나이가 들었을 때 나를 무시하지 마라. 내가 기력이 없을 때 나를 버리지 마라." (시편 71편 9절)

"젊은이의 영광은 힘이요, 늙은이의 아름다움은 백발이다." (잠언 20장 29절)

"나이 많은 자를 책망하지 말고 오히려 아버지를 대하듯이 권하라. 젊은이들에게는 형제를 대하듯이 권면하고 나이 많은 여자들에게는 어머니를 대하듯이 권하라. 젊은 여자들에게는 지극히 순결한 마음을 가지고 자매를 대하듯이 권면하라." (디모데 전서 5장 1~2절)

"두 사람이나 세 사람의 증인이 없이는 장로에 대한 송사를 받지 마라." (디모데 전서 5장 19절)

이처럼 '늙음'이란 잔혹한 것임과 동시에 사람과 사람 사이의 존엄이 교차된 것으로, 인간에게는 살아가는 것에 대한 다면적인 스승이라고도 할 수 있다.

치매는 이렇게 온다

치매는 증상이 나타나면
급속도로 진행된다

초기 치매는 건망증으로 오인하기 쉽다

이제 뇌혈관 장해 등의 일반적인 '노인성 치매'와 원인 불명의 난치병인 '알츠하이머형 치매'에 대해 각각 분석해 보기로 하자.

뇌혈관 장해에 의한 치매는 일반적으로 초기, 중기, 말기 증세로 진행된다.

초기 치매 증세

새로 기억한 것이 생각나지 않는다. 2~3시간 전의 일은 물론 아침에 있었던 일, 어제 일이 생각나지 않게 된다. 물건을 둔 장소, 다른 사람과의 약속, 방금 주고받은 전화 통화의 내용 등이 생각나지 않는다. 근접 기억에 장해가 생긴 것이다.

근접 기억이란 몇 분에서 몇 시간 전의 기억을 말한다. 이 기억력에 장해가 생기면 일시적으로 기억해 반복하는 것은 가능하지만 2~3분 후에 다시 생각해 내지 못하게 된다.

그래서 복잡한 판단이 불가능하게 되며 사무실이나 가정에서 혼란을 겪게 된다. 그러나 식사, 목욕, 배변 등의 일상 생활이나 신변 관리는 간혹 실수는 하지만 아직은 도움을 필요로 할 정도는 아니다. 욕실에서 나와 수건으로 물기를 닦는 것을 잊는다든지 젓가락을 서툴게 사용하더라도 가족들은 이상하다고 느끼지 않는다. 그렇지만 치매는 확실히 시작된 것이다.

일이나 취미, 오락 등에 흥미를 보이지 않는 것도 초기 치매 증상 중의 하나이다. 즉 초기 치매는 근접 기억의 장해가 주를 이루며, 자율적인 생활은 그다지 장해를 받지 않는다.

중기 치매 증세

과거의 일은 비교적 잘 기억하고 있지만 새로 기억한 것은 아주 단편적인 것만 남아 있게 된다. 자신의 주소나 전화 번호, 가족 구성, 가족의 이름이나 상식적인 것도 애매해진다. 외출했다가 집에 돌아오려고 택시를 탈 경우 집까지의 길을 설명하지 못하게 되는 경우도 있다. 따라서 외출했다가 귀가하지 못해 경찰의 보호를 받는 일이 생긴다.

쇼핑이나 집 보는 일 같은 간단한 지시에도 혼란을 느끼게 된다. 집 안에서 화장실이 아닌 곳에 방뇨를 하거나, 옷을 갈아 입는 일이나 목욕 등의 일상 생활에서도 실수가 잦아진다.

주위에 대한 관심도 적어지며 한 가지 일에 집중하지 못한 다. 식사를 하고 있는데도 물건을 가져오게 하는 등 말을 계속 하기도 한다. 그러나 이 정도라면 가정에서는 말쑥한 모습이 다. 물론 누군가 항상 곁에서 보살펴야 한다.

말기 치매 증세

기억력이 극도로 나빠져 젊었을 때의 기억만이 단편적으로 남아 있고 새로운 것은 거의 기억하지 못한다. 일상 생활에서 는 배변, 식사, 목욕 등을 스스로 하지 못하며 실금이 나타난다.

주변에 대한 관심도 없어지며 행동도 제한된다. 말수가 적어 지고 말을 해도 자신의 의사가 전달되지 않으며 결국에는 전혀 말을 하지 않게 된다. 그리고 다른 사람의 말도 이해하지 못한 다. "식사하세요" 하고 외쳐도 알아듣지 못하기 때문에 간호하 는 사람이 식탁에까지 데리고 가야 한다. 이런 상황까지 가면 골칫거리가 아닐 수 없다. 항상 두 사람 정도가 감시와 간호를 게을리 하지 말아야 한다.

:: 뇌혈관 장해에 의한 치매의 진행 과정과 증상

진행 과정	증 상
초 기	• 오래 된 일은 비교적 잘 기억하지만 2~3시간 전에 있었던 일은 떠올리기가 힘들어진다. • 물건을 둔 곳을 잊어버리거나 사람들과의 약속도 잊어버려 가정에서나 사람들과의 교제에서 혼란을 일으킨다. • 식사나 목욕, 배변 등 일상 생활은 마비 현상이 없는 한 그다지 지장받지 않는다. • 기본적 인격(무례한 행동과 말을 삼가는 것)은 비교적 그대로 유지한다.
중 기	• 새로운 일을 생각해 내는 것이 점점 어려워지며 인식에도 장해가 일어나기 시작한다. 　가. 장소에 대한 인식 : 외출했을 때 집을 찾지 못해 경찰의 보호를 받게 되는 경우도 있다. 　나. 사람에 대한 인식 : 가족을 알아보지 못하는 경우도 있다. 　다. 시간에 대한 인식 : 낮과 밤을 구분하지 못하고, 계절감도 없어진다.
말 기	• 기억력은 극도로 저하되어 젊은 시절의 기억만이 단편적으로 남았다. • 식사, 목욕, 배변 등의 일상 생활에 항상 누군가의 보살핌이 필요하다. • 주위에서 일어나는 일에 대해 반응이나 흥미를 나타내지 않는다. • 자신의 의사를 제대로 전달하지 못하게 되며 차츰 말을 하지 않게 된다.

치매에 걸리면 성격이 변한다

알츠하이머형 치매는 대뇌가 위축하는 원인 불명의 난치병이다. 특징을 자세히 살펴보기로 하자.

기억력 장해

물건에 대한 기억력이 차츰 나빠진다. 예를 들면 자신이 자주 사용하는 물건을 어디다 두었는지 몰라 찾아 헤매는 경우가 많아진다. 인간은 나이가 들면 누구나 기억력이 나빠진다. 그러므로 그것이 치매 때문인지 나이가 든 탓인지 판단하기가 어렵다.

성격의 변화

성격이 첨예화되거나 반대로 둔화된다. 다른 사람을 잘 보살펴 주던 사람이 주제넘게 나서는가 하면 말수가 적은 사람이 우둔해지기도 한다. 이렇게 젊었을 때의 성격이 부채꼴 모양으로 넓혀지는 경우를 첨예화라고 한다. 그 반대는 둔화이다.

알츠하이머형 치매를 포함하여 치매가 발병하는 시기는 65세에서는 1%, 85세에서는 25%가 나타난다. 그렇지만 18세에 발병한 기록도 남아 있다. 혈기 왕성한 30, 40대에 돌연히 찾아오기도 하는 무서운 알츠하이머형 치매는 중년층에서 발병할 경우 40대 후반부터 50대에서 시작되는 것이 보통이다.

엉뚱한 말을 하면 치매를 의심해 봐야 한다

알츠하이머형 치매의 증상은 제1기, 제2기, 제3기로 나누어 살펴볼 수 있다.

제1기(발병 후 1~3년)

두통, 어깨 결림, 피로감 등의 신체 증상을 호소한다. 그런데 이에 앞서 식욕 감퇴, 의욕 저하, 자발성 저하, 주위에 대한 관심의 저하 또는 상실, 울적한 기분 등이 선행되는 경우가 많다. 무엇을 잊어버린 것에 대해 창피한 생각이 들거나 자각되기 때문에 그것을 감추려 하거나 변명을 하기도 한다. 일상 생활에는 그다지 큰 지장이 없어 가족들이 환자가 치매에 걸린 것을 모르는 경우가 많다.

그러나 증상이 진행되면 사회 생활이나 일상 생활에서 혼란이 생긴다.

시간이나 장소에 대해 제대로 인식하지 못하는 장해가 일어난다. 날짜나 계절에 대해 착오를 일으켜 여름에 "연말 선물을 받았다"는 등의 엉뚱한 말을 하게 된다.

제2기(발병 후 2~10년)

근접 기억의 장해가 진행된다. 오래 된 기억도 차츰 잊게 되고 지능도 떨어진다. 판단력, 이해력도 떨어져 직장 생활이 어려워진다. 그리고 자주 사용하는 물건의 이름이 머리에 떠오르지 않거나 다른 이름을 말한다.

　어휘는 비교적 그대로 남아 있으므로 도저히 치매에 걸렸다고 생각할 수 없을 정도로 연설 등은 훌륭히 한다. 그러나 구체적인 말이나 명사 대신 '저', '이'와 같은 대명사를 사용하는 일이 많아지며 때로는 틀린 이름을 말하기도 한다. 또한 그런 잘못을 감추려고 이야기를 꾸며 대기도 한다. 자세히 살펴보면 자각 증상이 있는 것을 알 수 있다.

　이윽고 복잡하지도 않은 일상 생활의 행위에 착란을 일으킨다. 식사, 목욕, 배변 등을 혼자서 할 수 없게 된다. 장소에 대한 인식에도 장해가 일어나 자기가 있는 곳이 어딘지 몰라 배회하기 시작한다.

　그 밖에 화를 잘 내는 등 타인에 대해 공격적이 되며 무례한 행동과 말을 삼가야 한다는 기본적인 인격도 저하된다.

　환각, 환상, 실금 등도 일어나 환자를 가정에서 보살피는 일이 점점 더 어려워진다.

제3기(발병 후 8~12년)

　언어, 인식, 기억, 판단 등의 모든 정신적 지능이 상실된다. 자기 이름이나 출생지에 관한 극히 단편적인 기억은 남아 있지만 곧 그것마저도 잊어버리고 만다.

　사람에 대한 인식 장해도 심해져 가족도 알아보지 못하게 되

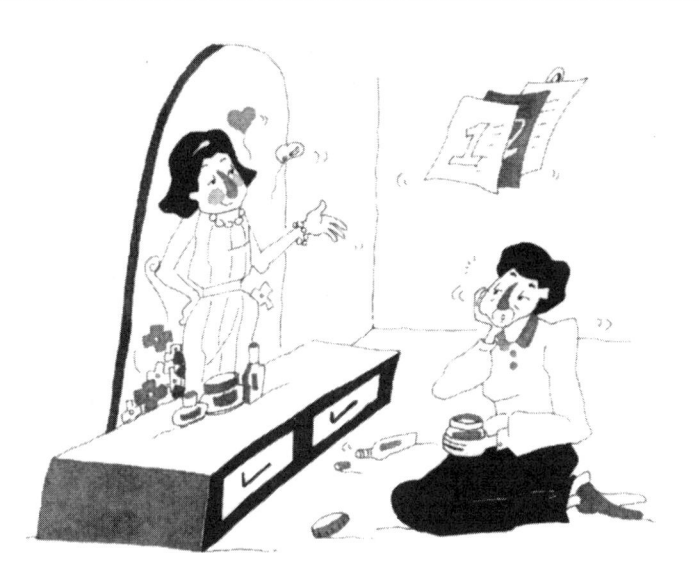

말기 알츠하이머형 치매에 걸리면 거울에 비친 자신의 모습을 자기라고 인식하지 못해 거울 속의 자신을 상대로 이야기를 하는가 하면, 떠들썩하거나 시무룩해지기도 한다.

므로 보살피는 사람은 괴로움과 안타까움을 느끼게 된다. 거울에 비친 자신의 모습을 자기라고 인식하지 못해 거울 속의 자신을 상대로 이야기를 하는가 하면, 떠들썩하거나 시무룩해지기도 한다. 이것을 '거울 반응'이라고 부른다.

　밖에 나가서는 전신주에 부착된 포스터에 있는 사람을 상대로 말을 하기도 하고 때로는 쥐어박기도 한다. 배회하는 일이나 실금, 아무데나 배설하는 일 등이 빈번해지며 자발성이 확실히 떨어진다.

점차 운동도 할 수 없게 되며 자리에 몸져누워 식물인간이 되어 버린다. 그런 뒤 빠르면 2, 3년 만에 죽음에 이른다.

알츠하이머형 치매의 임상적 특징

1. 서서히 기억력 장해가 나타나는데 언제부터 나타나기 시작했는지 확실하게 알 수 없다.

2. 성격의 변화가 일어난다. 첨예화되기도 하고 둔화되기도 한다.

3. 자상하던 사람, 묵묵히 일하던 착실한 사람이 게을러지며 단정치 못하고 무기력해진다.

4. 개성과 인격이 없어지며 의욕을 잃고 감정도 무디어진다.

5. 인식 장해로 길을 잃고 배회하기도 한다.

6. 일상 생활도 할 수 없을 정도로 뇌가 광범위하게 황폐해진다.

이런 사람이 치매에 잘 걸린다

치매는 뇌 세포를 파괴하고
죽음을 앞당긴다

완고한 사람은 치매에 걸리기 쉽다

여기서는 치매에 걸리기 쉬운 성격과 치매와 관련 있는 뇌의 구조에 대해 이야기해 보기로 한다. 이를 통해 제3장의 '치매 정도 테스트'를 해보기 바란다. 먼저 성격과 치매의 관계에 대해 알아보자.

- 남성 : 완고함, 말수가 적음, 고지식함, 성급함
- 여성 : 완고함

남성과 여성 모두 사교적으로는 활달하더라도 지나치게 '완고한' 사람은 치매에 걸리기 쉽다. 완고한 사람은 다른 사람이

하는 일 처리 방식이 마음에 들지 않기 때문에 무슨 일을 하더라도 남의 도움을 받으려 하지 않는다. 그래서 그렇지 않은 사람에게 의존하지 않고 모든 일을 혼자서 처리하려고 한다. 그렇기 때문에 완고한 사람이 치매에 걸리면 이처럼 다른 사람의 말을 잘 듣지 않아 치매 진행이 다른 사람에 비해 훨씬 빠르다.

취미가 없는 사람도 치매에 걸리기 쉽다. 반대로 집착이 강한 사람은 치매에 잘 걸리지 않는다. 집착한다는 것은 집중력이 있다는 것과 통한다. 그리고 취미에 몰두하게 되면 그것에 대해 누구와도 이야기를 할 수 있으므로 대화할 수 있는 상대를 찾게 된다. 그러나 사람이나 상황을 가려서 대화하는 정도의 얕은 취미는 이 범주에 속하지 않는다. 이야기에 몰두할 수 있을 정도로 화제가 풍부한 취미가 아니면 안 된다.

다음은 일반적인 성격의 유형을 열거해 놓은 것이다.

성격의 유형

1. 동조형: 사교적, 적극적, 쾌활함, 활동적, 개방적
2. 집착형: 책임감, 정의감, 의리, 완고함
3. 폐쇄형: 붙임성이 없음, 폐쇄적, 말수가 적음, 비사교적, 다른 사람들과 어울리지 못함
4. 감정형: 성미가 과격함, 감정적, 화를 잘 냄, 성급함
5. 무력형: 열등감을 가지기 쉬움, 겁이 많음, 자의식 과잉, 고민이 많음, 소극적

6. 강박형: 정돈을 잘함, 결벽, 확인형, 예의 바름, 완벽주의
　7. 점착형: 완고함, 융통성이 없음, 단도직입적으로 말하지 못함
　8. 의지 박약형: 의지가 약함, 싫증을 잘 냄, 우유부단함, 게으름, 반응이 늦음

성격은 치매에 큰 영향을 미친다

　치매 환자에게 흔히 나타나는 성격은 '완고하다', '멋대로 한다', '사교 범위가 좁다', '성미가 과격하다' 등 비사교적이고 비협조적인 것이 특징이다. 이러한 성격이 어떻게 치매의 발병에 관여하는지 살펴보기로 한다.
　뇌에 많은 문제가 있다 해도 그것만으로 반드시 치매에 걸리는 것은 아니다. 뇌에 문제가 있어도 치매에 걸리지 않는 사람이 있다. 뇌 사진을 촬영해 보고 나서 비로소 뇌 경색이 있다는 것을 알게 되는 경우도 있다. 물론 문제가 있는 부위의 위치, 크기, 성질이나 문제가 생긴 원인 등이 치매의 발병에 관여하는 것은 당연하다.
　그러나 당사자의 대상(代償)능력이 크면 치매 증상이 두드러지는 것은 어느 정도 억제할 수 있다. 발병 전에 갖고 있던 성격이 바로 그 대상 능력이다.

치매에 걸렸다고 해서 사람이 바뀌는 것은 아니다. 다른 사람에게 의지하려고 하거나 어리광을 많이 부리는 사람은 치매에 걸려도 마찬가지이다. 어리광을 부리지 않던 사람은 치매에 걸려도 어리광을 부리지 않는다.

그러나 다른 사람에게 의지하려는 성향이 강할수록 치료 효과가 높다. 그리고 낙관적인 사람은 병세의 기미가 보이면 우물쭈물하지 않고 반드시 살아야겠다는 의지를 갖는다. 이것이 중요한 점이다. 그런 것이 가능한지 아닌지는 발병 전에 갖고 있던 성격에 달려 있다. 치매에 걸려 다른 사람과 문제를 일으키는 사람은 치매에 걸리기 전부터 다른 사람들과 마찰을 일으켜 왔을 것이다. 그런 성격이 치매를 더욱 재촉한다.

치매에 걸리면 생명이 단축된다

치매는 뇌 질환에 따른 기억력 상실의 문제만이 아니다. 몸 전체, 생명력의 문제이다. 이것을 보여 주는 자료가 다음의 그래프이다. 치매가 심해져 자리에 누워만 있는 사람은 치매 환자의 33%나 된다. 자리에 누웠다 일어났다 하는 사람은 33.5%, 일어나 있지만 움직이지 않는 사람이 22.5%이다.

이것은 단지 몸의 쇠약만을 의미하는 것이 아니다. 예를 들면 정부가 무력하면 아무리 국민이 부지런하더라도 무역, 경

:: 노인성 치매의 정도별로 본 건강 생활

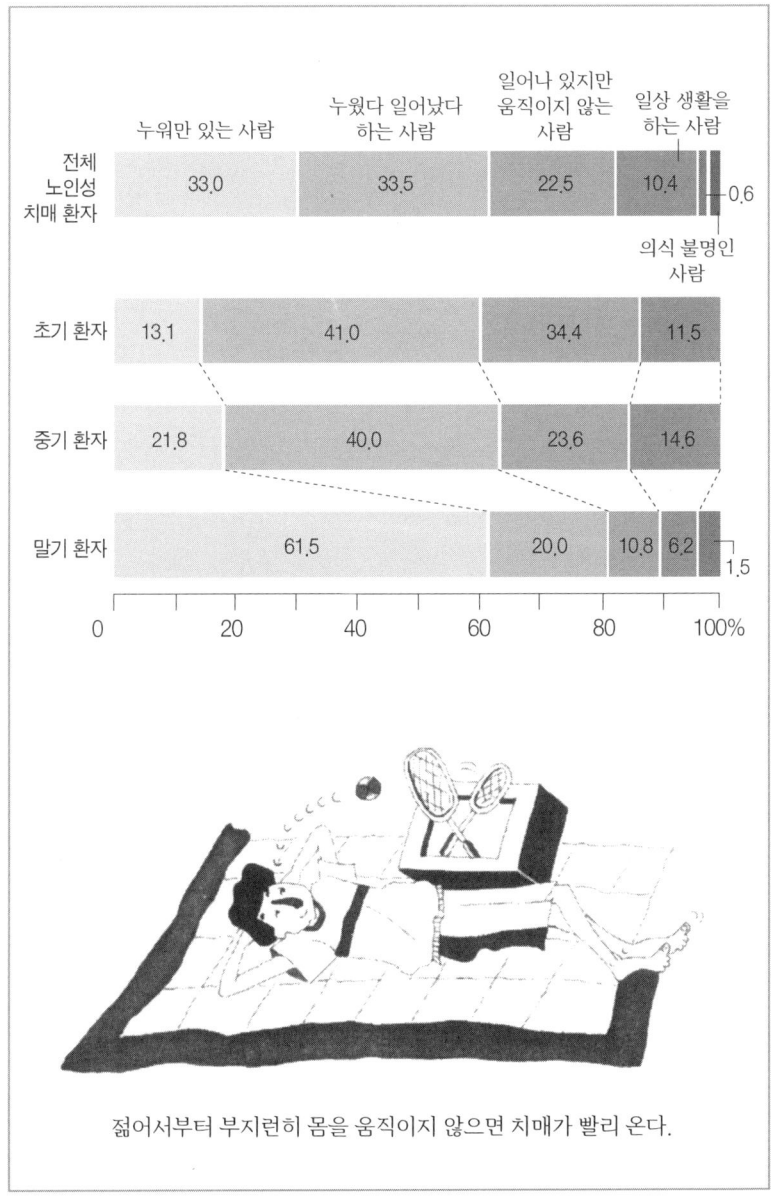

젊어서부터 부지런히 몸을 움직이지 않으면 치매가 빨리 온다.

제2장 치매를 분석한다

제, 외교가 원활하게 이루어지지 않는다. 방위력도 그렇다. 그래서 결국 다른 나라의 침범을 받게 된다.

치매도 그와 마찬가지이다. 머리, 즉 총사령부가 피해를 입어 몸 전체의 기능이 떨어지면 몸이 제대로 움직여지지 않게 된다. 이렇게 되면 장기의 기능이 악화되고 면역력이 떨어지며 면역에 대한 반응도 둔해진다. 그래서 치매에 걸리면 생명이 단축되는 것이다.

운동량이 부족하면 치매가 빨리 온다

오늘날 우리의 일상 생활은 모든 면에서 기계화, 자동화되고 있어 매우 편리해졌다. 어디를 가더라도 탈것이 있고, 텔레비전을 보다가 잠자는 것으로 여가를 보내는 일이 많아지면서 몸을 움직여 에너지를 소비하는 일은 점점 줄어들고 있다.

결국 그만큼 몸을 움직일 기회가 적어진 것이다. 몸을 움직이지 않으면 치매가 빨리 찾아온다는 것을 염두에 두어야 한다.

치매에 걸리면 뇌 기능도 멈춘다

치매는 임상적 개념이다. 인간의 정신 기능은 대뇌에 의해 유지되고 있기 때문에, 대뇌의 기능을 방해하는 것은 모두 치매를 일으키는 요인이 된다. 대뇌에 무엇인가 변화가 생겨 뇌의 활동이 계속적으로 침해받는 것이 치매이다.

인간이 다른 동물과는 달리 인간답고 지능이 뛰어난 것은 대뇌의 피질이 비약적으로 발달했기 때문이다. 그런데 이러한 발달은 인간의 몸이 갖고 있던 능력을 희생시킨 결과였다. 기원 전에는 누구나 서커스의 곡예사가 될 수 있을 정도였다. 그런데 지금은 특별히 훈련받은 사람이 아니면 불가능하게 되었다. 인간이 다른 기능보다는 뇌를 더 발달시켰기 때문이다.

문명을 발달시킨 인간은 그 문명에 의존하여 자신의 몸은 움직이지 않게 되었다. 그래서 믿고 있던 뇌가 침해받으면 인간은 존재 가치가 없어지게 되는 것이다. 이것이 다른 동물과 인간의 차이점이다.

대뇌의 움직임을 유지시키는 것은 신경 세포와 그 섬유 조직이며, 이것에 변화를 일으키는 것이 바로 치매의 원인이다.

뇌혈관성 치매는 뇌혈관의 변화, 동맥 경화 등으로 뇌가 파괴되어 생기는 치매이다. 동백 경화는 몸속의 동맥이 경화되어 있는 것이다. 동맥은 전신에 퍼져 있는데 일부만 경화하는 경우는 없다.

반면 알츠하이머형 치매는 뇌에 일정한 병리 현상이 나타난 것이다. 신경 변성 질환, 중독, 뇌염 등도 치매의 원인이 된다.

식습관과 치매는 밀접한 관련을 갖는다

여기서 대뇌에 대해 조금 알아보자. 뇌는 혈액이 운반하는 산소나 포도당을 에너지원으로 하여 활동한다. 뇌는 혈액이 움직이지 않으면 죽어버린다. 그러므로 혈액 순환이 잘 이루어지지 않으면 안 된다.

그러나 뇌 동맥 경화증이 되면 혈액의 흐름이 나빠진다. 따라서 뇌에 에너지를 잘 보급하지 못하게 된다. 이 두 가지 증상이 겹치면 신경에 전달되는 물질 대사 장해가 일어난다. 즉 신경과 신경을 이어 주는 물질이 잘 분비되지 않는 것이다. 신경을 서로 이어 주는 물질이 적어지면 뇌의 명령이 온몸에 전해지지 않게 된다. 그리고 역으로 신체 각 부분에서 오는 명령도 뇌에 전달되지 않는다. 이러한 과정을 거쳐 치매가 진행되는 것이다.

치매에 걸리면 생명이 단축된다. 치매에 걸리지 않은 사람은 5년 후 5명 중 4명이 생존해 있다. 그렇지만 치매에 걸린 사람은 5년이 지나면 5명 중 1명밖에 생존해 있지 않다. 그 차이가 이처럼 극단적이다.

치매를 예방하기 위한 근본적인 대책은 자신의 혈관을 건강하게 잘 관리하는 것이다. 즉 뇌에 항상 신선한 혈액이 순환될 수 있도록 노력하는 것이다. 또한 동맥 경화가 일어나지 않도록 해야 한다. 자신의 몸에 관심을 갖고 건강을 유지하려는 노력이 필요하다.

동맥의 노화를 막으려면 혈관이 원활하게 움직이도록 해주어야 한다. 구체적인 방법으로는 다음과 같은 것들이 있다.

첫 번째, 자신의 몸이 지방질 대사 이상으로 판명되면 식습관을 바꾼다.

두 번째, 고혈압에 걸리지 않도록 각별히 신경 쓴다.

세 번째, 담배를 피우지 않는다.

네 번째, 비만을 치료한다.

다섯 번째, 당뇨병을 치료한다.

여섯 번째, 지나친 스트레스를 피한다.

치매의 조기 발견과 예방법에 대해서는 제4장, 제5장에서 상세히 소개하고 있다.

삶의 질을 높이면 치매를 예방할 수 있다

현대에는 '삶의 질'에 관한 말들을 자주 사용한다. 살아 있는 인간은 어차피 쇠약해지게 마련이다. 위의 그래프는 인간이 쇠약해지는 상태를 보여 주고 있다. 그래프에 나타난 '과거'는 문화가 발달하지 않았던 때를 말한다. 과거의 곡선은 삶의 질이 일찍부터 나빠지고 있음을 보여 주며 50세쯤 죽음에 이른다. 이상적인 것은 높은 삶의 질을 인생의 종말 가까이까지 유지해 가는 것이다.

:: 삶의 질과 생명 곡선

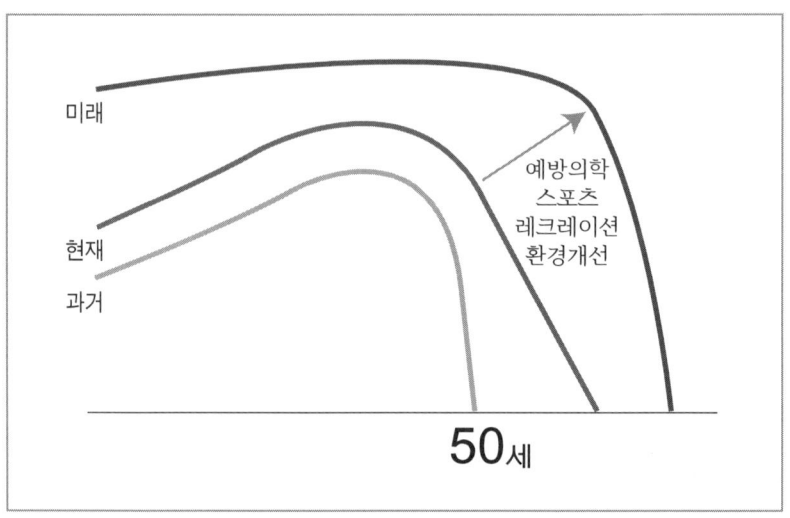

 그러면 이상적인 상태에 가깝게 하려면 어떻게 해야 할까?
 정기 검진을 받고 스포츠를 즐기며 끊임없이 자신의 몸을 움직여야 한다. 레크리에이션을 통해 심신을 평안하게 하고 환경을 개선하여 좋지 못한 환경으로부터 몸을 지켜야 한다. 죽을 때까지 몸과 마음을 건강한 상태로 유지하는 것 바로 이런 것이 삶의 질을 높이는 길이다.
 다음 장에서는 일상 생활에서의 대수롭지 않은 행동이나 의식으로부터 '치매를 자가 진단하는 방법'에 대해 살펴보기로 한다. 치매는 병으로 고통을 겪는 본인 외에도 주위 사람들에게까지 괴로움을 끼친다. 조금이라도 일찍 발견하여 가능하면 치매를 막거나 진행을 늦추어야 한다.

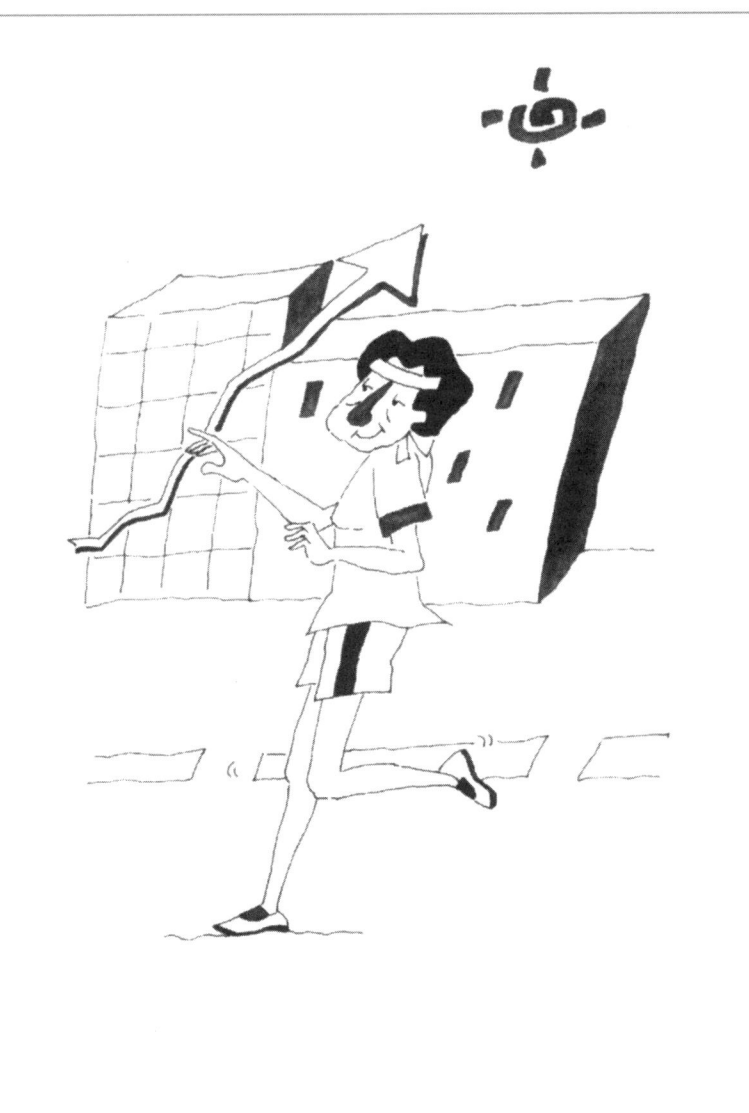

정기 검진을 받고 스포츠를 즐기며 끊임없이 노력하여 몸과 마음을 건강한 상태로 유지하면 치매를 예방할 수 있다.

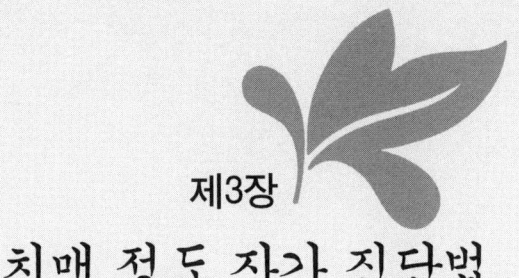

제3장
치매 정도 자가 진단법

우리 모두가 치매 예비군이다

치매 정도 테스트에 의한
자가 진단법

치매 정도를 자가 진단할 수 있다

자신의 건강에 대해 자만하는 사람이 많다. 그러나 과연 자신은 치매에 걸리지 않을 것이라고 자신 있게 말할 수 있을까? 40, 50대라면 치매는 어느 사이엔가 찾아올 수 있다.

다음 표는 '하시즈메식 치매 정도 테스트'이다. 이것은 일상생활에서 대수롭지 않게 하는 행동이나 의식으로부터 치매 정도를 점검하여 자가 진단해 보는 테스트 방법이다.

테스트 방법은 '하시즈메식 치매 정도 테스트-질문'의 각 문항을 읽고 '하시즈메식 치매 정도 테스트-응답'의 응답 A, B 가운데 자기에게 적합하다고 생각되는 것을 골라 표시한 다음, 각 문항의 점수를 합산하여 그 점수를 가지고 '하시즈메식 치매 정도 테스트-진단표'에서 치매 정도를 진단하면 된다.

예를 들면 질문 1에 "천재라고 생각하는 경우가 있는가"라는 물음에 대해 응답 A, 즉 "그런 엉뚱한 생각은 하지 않는다"라고 생각하는 사람은 그 점수란에 2점을 자기 점수로 표시하면 된다.

반대로 응답 B, 즉 "때때로 천재라면, 하고 생각한다"고 느끼는 사람은 그 점수란에 0점을 자신의 점수로 표시한다.

이와 같이 질문에 대한 응답은 A나 B 가운데 어느 하나를 고르면 된다. A나 B의 중간에 해당된다고 해서 점수를 반으로 셈하지 않는다. 질문에 대한 응답이 끝났으면 점수를 합산하여 합계란에 적는다. 이 합계 점수에 따라 진단표에서 치매 정도를 진단한다.

:: 하시즈메식 치매 정도 테스트-질문

1. 천재라고 생각하는 경우가 있는가?

2. 각광을 받으면 기쁨을 느끼는 편인가?

3. 엄지손가락을 자주 사용하는가?

4. 단골 커피 전문점이 있는가?

5. 채식주의자인가, 육식주의자인가?

6. 아침 식사는 꼭 하는가?

7. 융통성 있는 성격인가?

8. 겉모습에 신경을 쓰는가?

9. 미니 스커트를 입은 여성에게 매력을 느끼는가?

10. 섹스하는 것을 좋아하는가?

11. 물건을 구입할 때 가끔 계산이 틀리는가?

12. 소심한 성격인가?

13. 숟가락과 젓가락을 익숙하게 사용하는가?

14. 다른 사람들 앞에 선뜻 손을 내놓게 되는가?

15. 치매에 걸리기 쉬운 일을 하고 있다고 생각하는가?

16. 항상 자세에 신경 쓰고 있는가?

17. 동창회에서 몇 명의 이름을 말할 수 있었나?

18. 옷을 멋있게 차려 입었던 시절이 그리운가?
19. 잠에서 깨면 기분이 좋은가?
20. 좋은 꿈을 꾸는가?
21. 쉽게 잠드는가?
22. 수첩을 잘 활용하는가?
23. 노래방에서 노래를 잘 부르는가?
24. 무엇을 기록하는 습관이 있는가?
25. 항상 웃는 얼굴을 하고 있는가?
26. 담배를 피우는가?
27. 술을 어느 정도 마시는가?
28. 깊이 몰두하는 취미를 가지고 있는가?
29. 수다스러운가?
30. 신문이나 책을 가까이 하는가?
31. 어학 실력은 어느 정도인가?
32. 무엇을 깜박 잊어버리는 경우가 있는가?
33. 방향 감각을 잃을 때가 있는가?
34. 혼자 지내는 것을 좋아하는가?
35. 가정이나 사회에 적극적으로 공헌하고 있는가?

:: 하시즈메식 치매 정도 테스트-응답

문항	응답 A	점수	응답 B	점수
1	그런 엉뚱한 생각은 하지 않는다.	2	때때로 천재라면, 하고 생각한다.	0
2	사람들 앞에서는 지나치게 떠벌리지 않는다.	1	다른 사람들의 눈에 띄고 싶어하는 편이다.	0
3	그다지 손가락을 많이 움직이지 않는 편이다.	2	손가락을 자주 사용하는 편이다.	0
4	마시게 될 때는 어디라도 좋다.	1	어느 가게의 맛을 자랑스레 말한다.	0
5	채식주의자이다.	2	무엇이나 잘 먹지만 육류가 좋다.	0
6	아침 식사를 거를 때가 있다.	2	아침 식사를 꼭 한다.	0
7	지나칠 정도로 고지식하다.	2	유연한 성격이다.	0
8	그다지 신경 쓰지 않는다.	3	매우 신경을 쓴다.	0
9	그다지 매력을 느끼지 못하는 편이다.	3	대단히 매력을 느낀다.	0
10	귀찮아서...	3	부끄러워하면서도 좋아한다.	0
11	계산이 가끔 틀린다.	3	그런 경우는 없다.	0
12	소심한 편이다.	3	소심하지 않은 성격이다.	0
13	익숙하게 사용하지 못한다.	1	익숙해서 사람들이 감탄한다.	0
14	다른 사람 앞에 손을 내놓지 않는다.	1	자랑스레 손을 내놓는다.	0
15	일과 치매를 연관 지어 생각한 경우는 없다.	1	일과 치매를 연관 지어 생각한 경우가 있다.	0
16	자세는 좋지 않다.	2	항상 곧게 하고 있다.	0
17	10명 이하이다.	4	대부분 알고 있다.	0
18	지나간 일에는 그다지 신경 쓰지 않는다.	3	항상 생각하고 있다.	0
19	일어나기가 힘들다.	2	일어나면 기분이 좋고 상쾌하다.	0
20	꿈 때문에 가위눌리기도 한다.	1	꿈이 좋아 인생에 도움이 된다.	0

문항	응답 A	점수	응답 B	점수
21	잠들기가 어렵다.	2	쉽게 잠들고 숙면한다.	0
22	수첩은 가지고 있지 않다.	2	자주 효과적으로 사용하고 있다.	0
23	사람들 앞에서는 노래를 부르지 않는다.	2	마이크를 잡았다 하면 놓지 않는다.	0
24	글쓰는 것은 귀찮다.	4	글쓰는 일에 뜻을 두었을 정도이다.	0
25	찡그리고 있는 편이다.	2	항상 웃으려고 노력한다.	0
26	좀처럼 담배를 끊지 못하고 있다.	3	단호하게 담배를 끊었다.	0
27	조금 양이 많으면 실수를 하게 된다.	2	얼마든지 잘 마신다.	0
28	특별한 취미가 없다.	3	사람들에게 자랑하고 싶어서 근질근질하다.	0
29	사람들 앞에서는 수다를 떨지 않는다.	3	입에서 저절로 나오는 듯하다.	0
30	책이나 신문을 별로 읽지 않는다.	4	신문은 매일 읽고 책도 즐겨본다.	0
31	말을 꺼낼 용기가 없어서…	2	척척 도전하고 있다.	0
32	깜박 잊는 경우가 많아 곤란을 겪는다.	4	걸어다니는 컴퓨터라는 말을 듣고 있다.	0
33	가끔 길을 잃는다.	4	정확해서 방향 탐지기라는 말을 듣는다.	0
34	혼자 지내는 것이 좋다.	3	혼자 지내는 것은 약간 걱정스럽다.	0
35	그다지 공헌하는 것이 없다.	1	항상 노력하여 공헌한다.	0

:: 하시즈메식 치매 정도 테스트 - 진단표

점 수	치매 정도 진단
70~83점	치매이거나 그와 아주 가깝다. 상당히 진행되어 있으므로 의사의 진단을 받고 일상 생활을 개선할 필요가 있다.
55~69점	차츰 치매에 가까워지고 있다. 그렇지만 이정도라면 날마다 노력하면 치매를 예방할 수 있으므로 치매 예방법을 실행하기 바란다.
45~54점	현재로서는 치매에 걸릴 염려는 없다. 그러나 치매는 언제 찾아올지 모르는 것이므로 섭생을 게을리 하거나 몸을 무리하게 혹사시키는 일이 없도록 한다.
44점 이하	어지간한 경우가 아니면 치매와는 무관하다. 지금까지와 같이 계속 노력하기 바란다.

치매로부터 안전한 사람은 없다

치매 정도 테스트에서
70점 이상은 요주의

생활 방식을 바꾸면 치매를 늦출 수 있다

당신의 점수는 몇 점인가? 70점 이상이면 치매에 걸린 것이거나 아니면 치매에 가까운 상태이다.

이제 테스트의 질문 하나하나에 대해 상세한 진단을 내리고, 실제의 경우를 근거로 하여 조언을 해보기로 한다. 우선 일상 생활을 개선하는 것부터 시작한다. 그러면 10년 이상 치매를 늦출 수 있다.

점수가 55점 이하인 사람은 "나는 치매는 아닌 것 같다"는 식으로 생각하지 말기 바란다. 어디까지나 현재 치매 증상이 나타나지 않고 있을 뿐이기 때문이다. 언제 치매에 걸릴지 알 수 없다. 진단과 조언에 따라 일상 생활에서 매일 노력을 기울여 10년이나 20년 후라도 치매와 무관한 삶을 살아갈 수 있도록 해야 할 것이다.

test 01 천재라고 생각하는 경우가 있는가

발명가는 일상의 대수롭지 않은 것에서 아이디어를 얻어 많은 돈을 벌어들인다. 언젠가 휠체어에 의지해 생활을 하는 어떤 설계사에게 들은 이야기이다.

가정주부가 휠체어 생활을 하더라도 혼자 취사를 할 수 있도록 싱크대나 가스 레인지대의 높이를 낮춘 것이 나와 있다. 그렇지만 무나 야채를 썰기에는 여전히 불편했다. 그래서 캐스터(caster)를 부착해 이동시킬 수 있도록 해야겠다는 아이디어가 떠올랐다는 것이다.

이처럼 일상 생활 속에서의 대수롭지 않은 개발품이나 발명품은 창조력을 발휘하게 해주는 동시에 생활을 풍부하게 한다.

일류 건축사는 완벽하게 살기 좋은 집은 설계하지 않는다고 한다. 어딘가 한 군데 생활하기에 불편한 부분을 만들어 그곳에 사는 사람에게 편리하려면 어떻게 해야 할지 궁리하도록 여지를 남겨 둔다는 것이다. 아무래도 변명하는 듯한 이야기 같지만 어쨌든 사용하기 불편하다고 불만을 품고 생활하는 것보다는 살아가기 편리하게 만들려고 노력하는 그 과정이 중요하다.

일을 하는 데 있어서 시간이 없기 때문에 불가능하다거나 어떤 기구가 없어서 할 수 없다고 할 것이 아니라, 여러가지 방법을 생각해 보고 노력을 기울여 최선을 다하는 것이 중요하다.

자신의 능력을 계발해 나가지 않으면 일생을 통해 볼 때 그렇지 않은 사람과 많은 차이가 난다. 특히 학습 습관이 몸에 밴 사람과 그렇지 못한 사람 사이에는 그 차이가 더욱 엄청나다. 매일 한 가지씩 알려고 노력하는 사람과 아무것도 하지 않은 사람과는 1년에 365개의 차이가 생긴다. 그 지식이 다시 그 다음의 학습에 흡수되어 더욱 의욕을 불러일으키는 것이다.

두뇌 훈련을 하는 사람과 그렇지 않은 사람 사이에는 치매의 빈도가 매우 다르다. 야구 선수도 겨울 동안 훈련한 것이 다음 시즌에 효과를 발휘하게 된다. 지금의 대수롭지 않은 노력이 다음 단계의 능력 계발로 이어지는 것이다.

발명, 연구, 제작을 해보는 것이 매우 중요한 이유는 그것이 치매를 늦추기 때문이다.

test 02 각광을 받으면 기쁨을 느끼는 편인가

스타는 항상 그 자리에서 낙오되지 않으려고 노력한다. 그래서 끊임없이 새로운 것을 보여주기 위해 노력한다. 또 스타가 되려는 사람은 그 기회를 포착하기 위해 항상 긴장하고 있다.

프로 야구에서도 2군의 선수가 1군에 데뷔하려면 1군 선수가 슬럼프에 빠졌거나 실책을 했거나 부상을 당했거나 하는 기

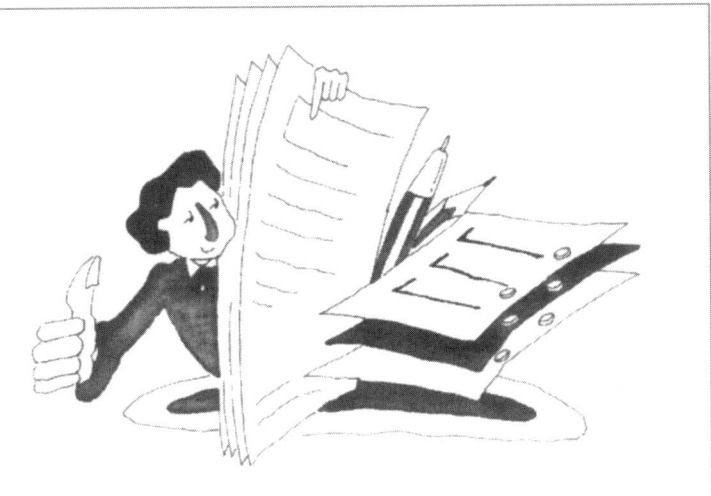

스타 의식을 가진 사람은 항상 그 자리에서 낙오되지 않으려고 끊임없이 연구하며 노력하기 때문에 치매에 잘 걸리지 않는다.

회가 있어야 한다. 그 기회를 놓치지 않으려면 항상 훈련을 게을리 하지 않으면서 기다려야 한다. 바꾸어 말하면 스타는 항상 기회를 노리고 있기 때문에 스타가 된다고도 할 수 있다.

가수도 처음 조명을 받고 무대에 설 때는 두려움을 느끼지만 한두 번 무대에 서고 나면 자신감을 갖게 되고 쾌감까지 느끼게 된다.

기회를 포착하는 것도 끊임없는 노력이다. 결국 스타가 되고 싶어하는 사람은 치매에 걸리지 않는다고 말할 수 있다.

연공 서열을 중시하는 회사에서는 상사가 그만두게 되어도 자기 차례가 좀처럼 오지 않는다. 의과 대학의 의사들 사이에서도 자기보다 머리가 좋은 사람이 있으면 그 대학에서는 교수가 될 수 없다고 판단하고 다른 학교로 옮기거나 자기 자신의 꿈을 찾아 의사로서 봉사하려고 개업하는 의사도 많다. 이처럼 미래를 꿈꿀 수 있는 상황으로 자신을 이끄는 것도 중요한 일이다.

test 03 엄지손가락을 자주 사용하는가

손과 입을 움직이기 위해 뇌 세포는 많은 면적을 차지하고 있다. 손 가운데서도 손가락을 움직이는 일에 뇌 세포가 넓게 퍼져 있다. 특히 엄지손가락이 제대로 움직이지 않게 되면 사람은 의욕이 감퇴하게 된다.

옛날에는 포로로 잡은 사람을 죽이고 싶지 않을 때 엄지손가락의 힘줄을 끊어버렸다고 한다. 엄지손가락을 잘라버리면 칼이나 창을 쥐지 못하고 활도 쏘지 못해 저항하지 않고 순종하는 노예가 되었다고 한다.

그 정도로 엄지손가락은 중요하다. 엄지손가락이 없으면 요리도 할 수 없고, 학습 의욕, 생활 의욕을 저하시킨다. 대부분의 취미 활동도 불가능하게 된다.

엄지손가락은 쥐는 힘과 관계가 있으므로 엄지손가락을 자주 사용하기 위해서는 쥐는 힘을 이용하는 스포츠를 하는 것이 좋다. 대부분의 스포츠는 엄지손가락 없이는 불가능하다.

뿐만 아니라 글을 쓰는 데도 엄지손가락을 사용한다. 엄지손가락을 제대로 사용할 수 있다는 것은 매우 다행스러운 일이다.

test 04 단골 커피 전문점이 있는가

커피를 아무렇게나 마신다고 하는 무관심은 곤란하다. 커피를 마실 때는 오감을 총동원해야 한다. 냄새를 맡고 단맛과 쓴맛을 알아보며 눈으로는 커피 잔이나 커피의 색깔을 즐기고 혀의 감촉을 즐긴다. 오감 모두를 사용하는 것이다.

마음에 드는 커피의 맛, 분위기 좋은 커피숍 등을 찾아보는 것도 필요하다. 커피와 같은 기호품으로 자신의 사치스러운 기분을 만족시키려는데 항상 노력을 기울여야 한다. 그 정도로 기호품을 선택해서 취하려는 노력이 필요하다는 것이다.

술이나 담배도 자기가 좋아하는 것만 찾는 사람이 있다. 커피도 마찬가지이다. 특히 샐러리맨은 커피 마실 기회가 많다. 커피를 마실 때 어느 것이나 좋다고 하는 사람은 커피에 중독되어 맛을 즐기지 못하는 사람이다. 그것은 기호품을 즐기는 태도로는 가장 나쁜 것이다.

이러한 선택은 커피에만 국한되지 않는다. 최근에는 다른 기호 식품 전문점도 많아졌다. 산지에 대한 지식을 알아보거나 여러 가지 맛을 찾으면서 즐기는 것도 좋다.

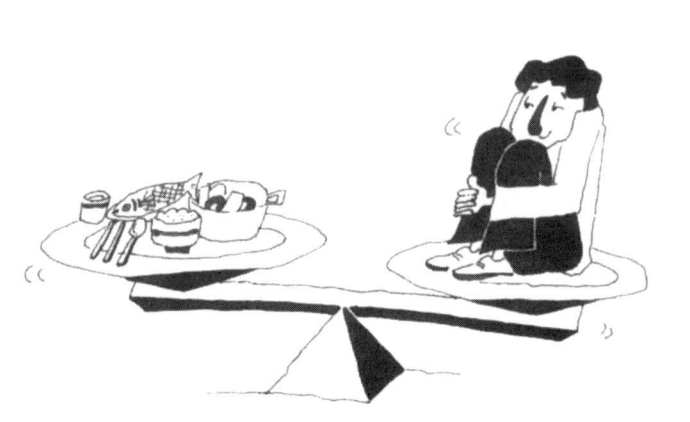

육식이든 채식이든 어느 한쪽으로 치우친 식생활은 좋지 않다. 효과적인 식사법은 다양한 식품을 골고루 섭취하는 것이다.

test 05 　채식주의자인가, 육식주의자인가

　치매를 예방하기 위해서는 우선 자신의 혈관을 튼튼하게 관리하는 게 중요하다. 그런데 혈관을 구성하는 성분은 아미노산 등과 같이 육류 이외의 식품으로는 섭취되지 않는 것이 많다.

　야채만 먹을 경우 단시간 내에 체중을 조절하는 데는 좋을지 모르지만 에너지가 따르지 않기 때문에 오랜 기간 야채만 섭취할 경우 몸의 성분에 변화가 생기게 된다.

　또 혈관 성분도 변화되어 정상적인 성분을 유지하지 못하게 된다. 그러면 혈관에 상처가 나기 쉽고 그 상처에 혈소판이 생겨 그것이 벗겨지면서 뇌 속에 자그마한 뇌혈전을 일으키기도 한다. 그리고 뇌 자체의 동맥 경화도 빨라지고 혈관이 느슨해져 뇌출혈이 될 가능성도 높아진다. 그것이 치매로 발전하는 것이다.

 채식주의자라면 승려가 대표적이다. 승려의 식사 메뉴를 검토하여 자세히 분석한 자료를 보면, 적당한 동물성·식물성의 단백질을 보급하지 않으면 영양의 균형이 깨지기 쉽다는 것을 알 수 있다.

 그러나 승려 가운데는 장수한 사람이 꽤 많다. 도대체 왜 그럴까? 그것은 승려들 대부분이 훌륭하게 음식물을 조화시키는 동시에 엄격한 수련을 견딜 수 있는 신체 단련을 했기 때문이다. 신체를 건강하게 유지하기 위해서는 항상 영양의 균형을 잃지 않도록 노력하는 것이 필요하다.

 그렇다고 육류만 먹는 것은 야채만 먹는 것만큼 좋지 않다. 그러므로 일주일에 어느 정도를 먹어야겠다고 정해 두고 먹는 것이 절대 필요하다. 그리고 먹을 때는 육류를 많이 섭취했다는 것을 분명히 인식할 수 있도록 먹는 것이 좋다. 즉 얄팍한 육류를 조금씩 먹을 것이 아니라 스테이크 등을 푸짐하게 먹는 것이 좋다. 그 정도의 동물성 단백질이 필요하기 때문이다.

 어류 속에는 에이코사펜타인산이라는, 동맥 경화를 방지하는 성분이 많으므로 어류 또한 충분히 섭취하는 것이 좋다. 특히 이것은 추운 바다에서 잡히는 고급 어종에 많이 들어 있다. 그리고 어느 것을 먹으면 장수하거나 병이 들지 않는다고 하는 내용의 책이 시중에 많이 나와 있지만 그런 것들 가운데는 엉터리도 있기 때문에 무조건 따라하지는 말아야 한다. 왜냐하면 음식물에는 좋은 점이 있으면 반드시 나쁜 점도 있기 때문이다. 사람의 몸에 좋은 성분만 함유하고 있는 음식물은 없다. '이것만 먹고 있으면 좋아진다'는 말은 절대 믿을 만한 것이 못 된다.

하루에 먹어야 하는 식품은 35개 품목 이상이라고 한다. 그리고 어떤 것은 먹으면 나쁘다고 하는 것도 있다. 예를 들면 고사리를 먹으면 암에 걸린다는 것이다. 그러나 이것도 트럭을 가득 채운 양만큼의 고사리를 먹을 경우 약간 나쁘지 않을까 하는 정도이다. 이처럼 음식물의 상극도 그다지 현실적이지 못하다. 맛있는 것이라고 해서 과식하면 좋지 않다는 교훈 정도로 이해하면 될 것이다.

효과적인 식사법은 다양한 식품을 조금씩 먹는 것이다. 요즘은 농약 등의 문제로 이것도 해롭다, 저것도 해롭다 하는 이야기가 흔하다. 결국 판매되고 있는 것은 무엇을 먹더라도 모두 위험하다는 말과 통한다. 그러나 위험한 식품도 적은 양이면 괜찮다. 적게 먹으면 몸을 지탱하기 힘드니까 여러 가지 음식을 골고루 먹도록 하자.

test 06   아침 식사는 꼭 하는가

젊은 여성부터 30, 40대 여성에 이르기까지 다이어트가 대유행이다. 다이어트에도 여러 가지 방법이 있다.

예를 들면 땀을 빼주는 옷을 입으면 여윈다는 말이 있다. 투수는 여름날 시합에서 투구를 하고 나면 4킬로그램의 체중이 감소한다고 한다. 그러나 이것은 땀을 흘린 탓으로 탈수에 의해 일시적으로 체중이 줄어든 것일 뿐 정말로 살이 빠진 것은 아니다.

다이어트는 어느 정도 영양에 관한 지식이 있는 사람이 아니면 위험하다. 예를 들면 우유 다이어트라는 것이 있는데 하나의 성분만으로 체중을 줄이는 것은 당연히 오래 지속될 수 없다. 몸이 거부 반응을 일으켜 건강을 잃게 되기 때문이다.

치매의 관점에서 살펴보면 단백질이 가장 많이 모여 있는 뇌세포의 영양이 나빠져 빈혈이나 저단백혈증을 일으킨다. 신체의 대사도 활발하지 못해 두뇌의 활동이 나빠진다. 게다가 비타민 E 등이 부족하면 노화가 심해진다. 젊은데도 노화가 차츰 진행되는 것이다. 신체와 함께 두뇌도 늙어 가는 것이다.

어항 속에 먹이를 넣어 주면 금붕어가 살금살금 와서 먹는다. 그리고 잠깐 헤엄치다가 다시 조금씩 먹는다. 이런 식사법이 인간에게도 좋은 식사법이다. 즉 하루에 정해진 양을 5회나 10회로 나누어 먹는 것이 좋다. 하루분을 한 번에 먹어 치우는

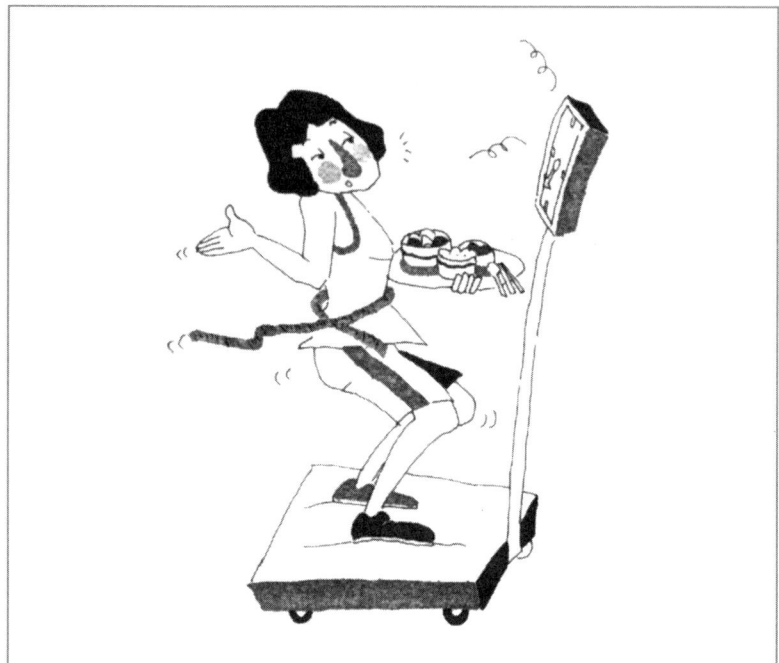

무리한 다이어트나 아침 식사를 거르는 것은 뇌의 노화를 촉진시키므로 신중해야 한다.

것은 가장 나쁜 식사법이다. 하루 2회도 나쁘고 하루 3회로 나누어 먹는 것이 좋은 식사법의 기본이다.

흔히 아침 식사를 거르는 사람이 있지만 이것도 두뇌의 노화를 앞당긴다. 저녁 식사를 마친 뒤부터 다음날 아침 식사를 하기까지는 시간이 길기 때문에 아침 식사를 하지 않으면 혈당치가 매우 낮아진다. 혈당치가 낮아지면 두뇌의 움직임도 느려져 둔한 상태가 된다.

그러다가 오후가 되면 두뇌가 되살아난다. 오후부터 기운을 찾게 되는 사람은 밤에 활동을 많이 한다. 그러면 자연히 수면 부족이 되고 따라서 아침 식사를 할 시간이 없어져버린다. 이런 악순환에 빠지게 되어 차츰 머리의 노화가 앞당겨지는 것이다.

test 07 융통성 있는 성격인가

완고하거나 꼼꼼한 사람은 치매에 걸리기 쉬운 유형이다.

융통성이란 상황에 따라 대처할 수 있는 것을 말한다. 말하자면 배우와 같은 생활이 가능하다는 것이다.

상황에 따라 대처한다는 것은 상대방을 의식하고 자신의 유연성을 살리는 것이다. 샐러리맨일 경우 섭외를 할 때는 딱딱하지만 섭외가 끝나고 술이라도 마실 때는 그와 정반대로 노래방의 달인이 되는 사람도 있다. 그러나 대체로는 그렇지 못하다, 상사의 험담 등을 하는 것이 훨씬 좋은 것이다. 술자리에서 상사의 험담은 절대 하지 않겠다거나 남을 헐뜯는 말은 하지 않겠다는 등의 원칙이 때로는 정신 건강에 더 해로울 수도 있다.

우리 병원에 입원한 환자로 42세 때 치매가 시작되었다는 남자가 있다. 행동은 매우 꼼꼼했지만 목욕탕에 들어가는 것만은 싫어했는데 "윗사람의 명령입니다"라고 하면 들어갔다.

역으로 보면 치매에 걸린 사람들 가운데는 이전에 아주 착실하게 일하던 사람이 많다. 그러나 이제는 조금 느슨해지도록 하자. 이것이 치매에 걸리지 않는 비결이기도 하다.

test 08   겉모습에 신경을 쓰는가

치매란 습관의 연장이라고도 할 수 있다. 좋은 습관을 가지고 있지 않으면 치매를 막지 못한다. 성인병은 흔히 습관의 병이라고도 한다. 술을 지나치게 마신다거나 밤늦게까지 자지 않는 등의 나쁜 습관이 오랜 기간 계속되면 성인병에 걸리게 된다.

치매를 방지하기 위한 습관으로는 '좋은 자세', '알맞은 발걸음', '다른 사람의 시선에 주의를 기울이는 태도' 등이 있다. 아무리 나이가 많아도 자신의 몸에 신경을 쓰고 근육이 축 늘어지지 않도록 신경 쓰는 사람은 치매라는 말과는 거리가 멀다.

특히 알맞은 발걸음은 건강을 유지하기 위한 가장 효과적인 훈련이면서 또한 최소한의 조건이기도 하다. 몸과 마음은 하나이므로 건강하지 않으면 치매를 막을 수 없다. 역으로 치매에 걸리게 되면 건강을 유지하지 못하게 된다.

건강법의 기본은 '언제', '어디서', '혼자서' 도 가능한 것이어야 한다. 걷는 것이나 좋은 자세를 유지하는 것이 기본이다. 야구나 골프도 좋은 자세가 아니면 좋은 점수가 나오지 않으며 피로해지기 쉽다.

프로 선수가 아니더라도 운동을 할 때 겉모습에 신경을 써야 한다. 그래서 처음에는 프로 선수에게 배우는 것이 필요하다.

그저 아무렇게나 하면 되는 것이 아니라 일생 동안 그 운동과 벗하기 위해서는 좋은 자세를 익혀 두는 것이 필요하다. 독선적인 행동은 정말 좋지 않다. 이런 사람은 주의해야 한다.

좋은 발걸음이란 분당 90미터 이상의 속도로 발을 가볍게 구부리며 똑바로 걷는 것이다. 그리고 걷는데 저항이 느껴지지 않는 자세를 몸에 배게 한다. 걷고 싶지 않으면 무리해서 걷지 않는다.

"날씨가 좋으면 정원에서, 비가 오면 방 안에서 걸어라" 하는 건강법이 있다. 또 히포크라테스는 "걷는 것은 인간에게 가장 좋은 약이다"라고 말했다. 옛부터 건강법으로 걷는 것이 권장되어 왔던 것이다.

test 09 미니 스커트를 입은 여성에게 매력을 느끼는가

산부인과 의사도 거리를 걷고 있다가 여성의 스커트 자락이 바람에 젖혀지는 것을 보면 묘한 설렘을 느낀다고 한다. 날마다 의학적으로 여성을 보아 왔던 산부인과 의사도 그렇게 생각하는 것이다.

성적 매력에 대한 반응은 본능이다. 그 본능이 유지되고 있다는 것은 무엇보다 소중하며, 그 본능에 대해 정상적인 반응이 일어난다는 것 또한 중요하다. 정상적인 반응이란 마음속으로 히죽히죽 웃거나 드러내 놓고 히죽히죽 웃거나 또는 소리를 내어 "좋구나!" 하고 말하는 것이다. 섹스에 무관심한 것은 결코 바람직하지 못하다.

맛있는 음식도 매일 먹으면 물리는 것과 마찬가지로 섹스도 매너리즘에 빠지면 즐길 수 없게 된다. 그러므로 항상 새로운 각도에서 새로움을 찾아내는 것이 중요하다.

test 10 섹스 하는 것을 좋아하는가

부부의 경우 권태기에는 바람을 피우기도 한다. 이것은 성에 대한 기대가 다른 데로 발산되기 때문이다.

그렇기 때문에 배우자에게 관심이 없는데도 바람을 피우지 않는 사람보다는, 바람을 피우는 쪽이 치매 예방에 있어서는 더 좋다고도 할 수 있다. 그러나 이것은 어디까지나 예를 들어 말하는 것이며 도의적인 문제는 남는다.

따라서 부부 쌍방의 노력이 중요하다. 날마다 쾌락만을 추구하는 생활은 좋지 못하다. 섹스란 단지 쾌락만이 아니라 상대방에 대한 그리움, 배려, 노력 등 여러 가지가 뒤섞여 있는 것이다. 그런 것들이 차츰 사라지게 되면 쾌락의 추구까지 귀찮아져버린다.

인간이 한평생 사는 동안 흥미나 정열 등을 느끼지 못하면 활기 있는 상태를 지속하지 못한다. 그 대표적인 것이 섹스라

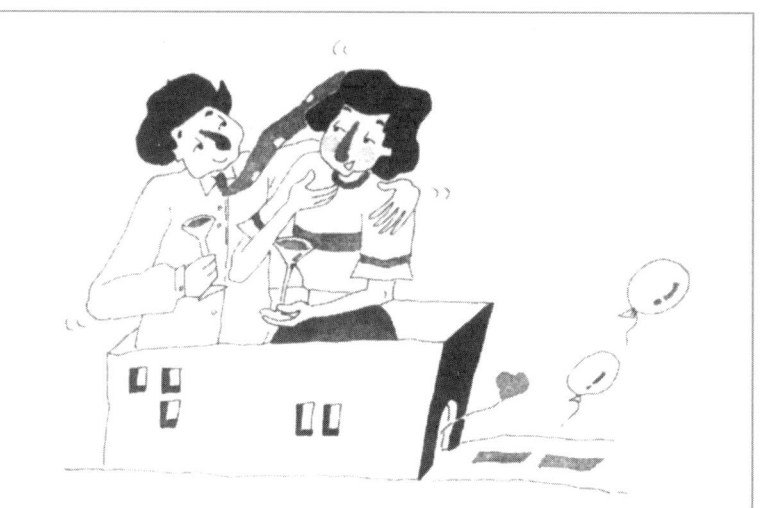

성적 매력에 대한 반응은 본능이다. 그 본능에 대해 정상적인 반응이 일어난다는 것은 몸과 마음이 건강하다는 증거이다.

고 할 수 있다. 최근에는 '섹스를 하지 않는 증후군'이라는 말도 있다. 이것이 하나의 병이 된 경우도 있기 때문이다. 병원에 가서 검사해 보면 신장이 나쁘거나 간장이 이상하다는 등의 숨어 있던 병을 발견하는 계기가 되기도 한다.

반면 주간지나 여성지 등에 성에 관한 체험 르포 같은 것이 자주 게재된다. 섹스에 대한 생각을 억제하는 것도 건강하지 못한 사회이지만, 에이즈 등으로도 알 수 있다시피 무분별하게 성을 해방시키는 것 또한 건강하지 못한 사회이다.

금욕도 사회에서는 없어서는 안 되는 것의 하나이지만, 섹스에 관심을 갖는 것도 치매를 예방하는 측면에서 없어서는 안

되는 것의 하나이다. 이 문제는 종교가 개입되면 더욱 어려워진다.

test 11 물건을 구입할 때 가끔 계산이 틀리는가

우리가 일상적으로 계산하는 것은 덧셈과 뺄셈이다. 그런데 치매가 시작되면 뺄셈이 매우 어려워진다.

예를 들면 치매 테스트를 할 때 100-7=93은 할 수 있다. 그러나 93-7=?하면 답이 나오지 않는다. 이처럼 뺄셈이 어려워지는 것이다.

좀 더 증상이 진행된 경우의 예를 들어 보자. 전철역에서 차표를 구입할 때 750원이라고 하면 도대체 얼마짜리 동전을 몇 개나 꺼내야 할지 판단이 서지 않는다. 그래서 역무원에게 자신의 지갑을 건네면서 필요한 만큼 꺼내라고 하는 것이다. 치매에 걸리면 이와 같이 암산으로 뺄셈이 제대로 되지 않는다.

계산을 틀리게 하는 것도 물건을 사는 사람일 경우에는 그나마 괜찮지만 물건을 파는 사람이 틀린다면 점원 노릇도 할 수 없다. 상점에서는 날마다 계산을 하는데 뺄셈이 되지 않으면 거기서 일하지 못하리라는 것은 당연하다.

물론 치매가 더욱 진행되면 덧셈뿐 아니라 숫자에 대해서는 무엇이나 엉터리가 되지만 우선 뺄셈이 제대로 되지 않으면 주의할 필요가 있다.

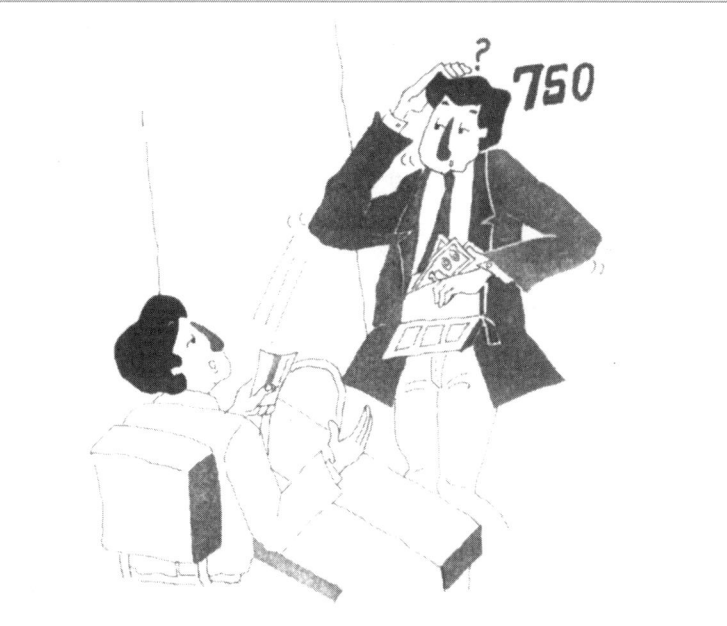

치매가 진행되면 숫자에 대한 감각이 엉터리가 되지만 치매 초기에는 특히 뺄셈이 어려워진다.

test 12 소심한 성격인가

'슬픔에 관한 교육(Grief Education)'이라는 것이 있다. 슬픔, 고뇌 등 정신적인 장해나 곤란이 생겼을 때 교육, 훈련, 의사 체험 등을 통해 극복하게 하는 방법이다.

몸 속에서 일어나는 이상은 스트레스라 하고, 그것을 일으키는 외부 요인은 스트레서라 한다. 인간에게는 항상 스트레서가 있으므로 그것을 적절하게 극복해 나가지 않으면 안 된다. 스트레스, 스트레서가 없는 생활이란 생각할 수 없기 때문이다.

미국에서는 스트레스를 나타내는 방법으로 스트레스를 점수화하여 사용하기도 한다. 0점부터 100점까지 있는데 배우자의 죽음을 100점, 이혼을 75점 등으로 나타내고 있다.

인간은 스트레스를 극복함으로써 성장·발전하는 것이며 스트레스가 없는 생활에는 퇴보밖에 없다. 내용, 정도, 지속 기간에도 달려 있지만 스트레스와 스트레서를 극복하는 힘이 절대적으로 필요하다.

그래서 스트레스에 대해 굴복해 버리는 성격이거나 본인 대신 주위 사람이 무엇이든 해주는 것은 좋지 않다.

"할아버지께서는 지금까지 열심히 살아오셨으니까 이제부터는 한가로이 지내셔야죠."

이것은 좋지 못한 예이다. 일을 열심히 하다가 갑자기 그만두는 생활의 변화는 매우 나쁘다.

돈이 필요할 때도 누가 선뜻 주면 간단하지만 스스로 돈을 빌리게 하는 것이 좋다. 그런 기술, 정신력, 과정이 중요하다.

"이런 수학 문제 따위가 사회에 나가 무슨 쓸모가 있을까?"

이런 물음에 올바른 답이 있을 수 없다. 실제로 사회에 나가 쓰이는 것은 덧셈과 뺄셈 정도이기 때문이다.

그렇지만 어려운 수학 문제를 풀어 본다는 것은 이해력이나 문제 해결력 등 머리를 훈련시키는 과정인 것이다. 이러한 의미에서 어려운 수학 문제를 반드시 풀어 볼 필요가 있다.

test 13 숟가락과 젓가락을 익숙하게 사용하는가

무릇 인간이란 약한 동물이다. 먹이를 먹을 때도 힘센 동물에게 빼앗기지 않으려고 나무 위에 올라가서 먹거나 땅 속의 구덩이 속에 숨어서 먹었다.

지금도 레스토랑이 건물의 지하나 꼭대기 층에 자리잡고 있는 경우가 많다. 어쩌면 설계자의 머리 속에 옛날 인간의 습관이 남아 있었던 것은 아닐까?

그런데 오래 전 원시 시대에는 인간도 무엇을 먹을 때 혼자서 먹었다. 집단을 이루어 식탁에 둘러앉아 먹기 시작한 것은 유사 이래의 습관이다. 혼자 음식을 먹는 인간은 다른 사람 앞에서 입을 움직이는 것을 드러내고 싶어하지 않았기 때문이다. 그러나 식탁 주위에 모여 앉아 식사를 하게 되면서부터는 대화를 나누고 다른 사람의 기분을 상하지 않도록 타이밍을 맞추어 먹게 되었던 것이다. 그리고 식사 예절이라는 것을 만들고 그 예절에 신경을 쓰면서 먹었다.

무엇인가를 할 때 그 본질을 알고 그것에 대해 적응하는 기술은 반드시 필요하다. 식사 예절에 대해서도 그것을 숙지하고 있으면 저 사람은 교양이 있다거나 자세가 좋다거나 하는 평가를 받는다.

그런 예절 등에 항상 주의를 기울이면 일상 생활 자체에 주의를 기울이게 된다. 주의를 기울인다는 것은 신경을 쓴다는 것이다. 그리고 신경을 쓰는 것이 바로 치매를 쫓아내는 중요한 요소이다.

일본의 한 유명 여배우는 80세가 넘었는데도 처녀 배역까지 맡고 있다. 그 비결에 관해 사람들이 그녀에게 물으면 항상 이렇게 대답한다.

"모든 사람이 나를 젊다고 하는 것은 내 모습이 항상 그들에게 보여지므로 항상 긴장해 있으며 신경을 쓰기 때문이다. 그것이 젊음을 유지하는 비결이다."

바꾸어 말하면 늙지 않기 위해서는 항상 운동 능력을 기르고 매사에 신경을 쓰며 머리를 움직여야 한다. 이것이 치매를 방지하는 가장 중요한 요소이다.

자기의 생리적 욕구를 만족시켜 가면서 다른 사람들에게 불쾌한 느낌을 주지 않는다. 이것은 매우 어려운 일이다. 사람들 앞에서 주의를 기울이고 있는가, 예절에 신경을 쓰는가? 이것이 요점이다.

test 14 다른 사람들 앞에 선뜻 손을 내놓게 되는가

손이나 귓등 등 쉽게 눈에 띄지 않는 부분이야말로 항상 깨

꿋이 해두어야 한다. 사람은 흔히 일어나지 않더라도 만약의 경우를 염두에 두지 않으면 안 된다. 예를 들면 집을 나설 때 오늘은 아무도 오지 않을 테니 덮고 잤던 이불을 정리하지 않아도 된다고 생각할 수 있지만, 위층에서 물이 떨어질 수도 있고 누군가 방안에 들어올지도 모르는 일이다.

최근 대도시 전철 역 주변을 보면 밤에 차를 가지고 나와 남편을 기다리는 주부들이 많다. 그때 아무도 보지 않는다고 생각하여 잠옷 위에 외투만 걸치고 나오는 경우도 있다. 그러나 남편이 쓰러지거나 부상을 당해 병원에 데리고 가야 하는 일이 생길지도 모른다. 이러한 경우에도 차림새에 문제가 없을 정도로 신경을 쓰는 것이 중요하다.

체조 선수의 경우 우승을 하는 선수와 그렇지 못한 선수 사이에는 기술적인 큰 차이는 거의 없으며 있다면 손가락 끝까지 신경을 썼느냐 안 썼느냐 하는 것이라고 들은 적이 있다. 손가락 끝까지 신경을 쓰느냐 않느냐에 따라 점수가 달라지는 것이다. 등을 곧게 펴고 손끝을 바로 하는 것은 체조 선수뿐 아니라 보통 사람의 경우도, 특히 무엇을 건넬 때 바른 자세로 평가받게 된다.

손은 몸의 맨 앞에 있어 다른 것과 가장 많이 부딪치게 되며 더러워지고 거칠어지기도 쉽다. 손을 부끄러워하지 않고 다른 사람들 앞에 내놓을 수 있는가 하는 것은 중요한 체크 포인트가 아닐 수 없다.

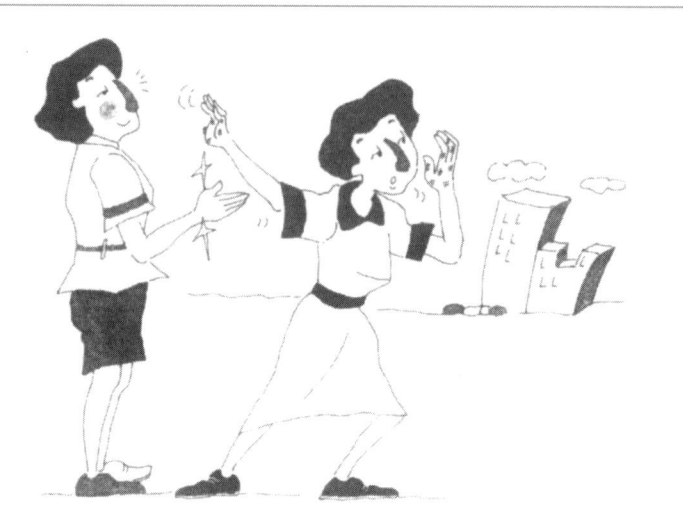

쉽게 더러워지고 거칠어지기 쉬운 부분을 당당하게 내놓을 수 있다는 것은 평소에 깨끗이 잘 관리하고 긴장하고 있다는 증거이다.

test 15 치매에 걸리기 쉬운 일을 하고 있다고 생각하는가

치매는 어느 정도 유전된다. 부모 가운데 어느 한쪽이 알츠하이머병인 경우 자식이 알츠하이머병에 걸릴 확률은 높다. 유전과 마찬가지로 직업에도 치매에 걸리기 쉬운 일과 그렇지 않은 일이 있다.

실제로 우리 병원에 입원해 있는 환자들 가운데 약 20%가 교직에 종사하던 사람들이다. 퇴직금도 받고 사회 보장의 혜택도 있으므로 교직에 있던 사람들이 이런 시설을 이용하기가 수월한 탓인지도 모른다. 그렇지만 많은 직업 가운데 교사가 약 20%를 차지하는 것은 너무 많다고 생각된다.

인간에게는 죽을 때까지 일한다고 생각하는 것이 중요하다. 어느 날 갑자기 정년 퇴직을 하는 것은 좋지 않다. 교사는 정년 퇴직 전에는 날마다 격무에 시달리며 주말도 제대로 없는 생활을 한다. 그러다가 정년 퇴직한 다음날부터는 날마다 일요일이 되는 셈이다. 학교에 가더라도 자기 자리는 없다. 이런 커다란 변화는 가능하면 피하는 것이 좋다. 갑자기 목적이 사라져버리면 몸에서 모든 힘이 빠져버린다. 이런 점에서 볼 때 교직자뿐 아니라 공무원들도 치매에 걸리기 쉽다고 할 수 있다.

단조롭지만 외면적인 규율이 우선되며 항상 다른 사람의 모범이 되는 생활이 요구되는 직업에, 극도로 성실하게 오랫동안 종사해 온 사람이 염려된다는 것일 뿐 교직에 있는 사람과 공무원만 특별하다는 것은 아니다.

큰 변화가 올 것으로 예상된다면 미리 대비하는 것이 치매를 방지하는데 도움이 된다. 자유업에 종사할 경우에는 정년이라는게 없어 일을 계속할 수 있으므로 치매에 걸리지 않을 것이라고 생각할지도 모른다. 그러나 안타까운 일이지만 치매에는 유전도 있고 치매에 걸리기 쉬운 직업도 따로 있다.

치매를 방지하기 위해서는 정년 후에라도 계속할 수 있는 일을 갖는 것이 좋다. 취미라도 좋고 사람들과 사귀는 것이라도 좋다.

남을 가르친다는 것은 보람 있는 일이므로 여가 생활로 무엇인가를 가르치고 그것으로 돈을 벌 수 있다면 더욱 좋은 일이다. 아무튼 자신이 할 수 있는 일이 있으면 된다.

직업을 바꾸는 것도 어느 정도 필요하다. 요즘은 정년이 다가오면 사직하는 경우도 흔히 있다. 사직하고 나서 새로운 직장에서 정년을 연장시키기도 한다. 그리고 지금까지와는 정반대의 일을 하는 경우도 있다.

생각하기에 따라서는 사직은 새로운 일을 할 수 있는 기회도 되고 자신의 융통성을 살펴볼 수 있는 기회가 되기도 한다. 그러므로 5년 후가 정년이라고 할 때 사직할 기회가 있다면 자신의 생활 방식에 맞추어 적극적으로 검토해 볼 것을 권하고 싶다.

test 16 항상 자세에 신경 쓰고 있는가

이것은 올바른 자세에 관한 것이다. 인간은 두 다리로 서 있기 때문에 등뼈가 온몸을 지탱한다. 이것은 대단히 불합리하며, 불합리하기 때문에 그대로 두면 등뼈가 굽게 된다. 등뼈가 굽거나 다치는 것을 막기 위해서는 날마다 자세를 바르게 하는 데 신경써야 한다. 등뼈가 곧은 자세를 지니기 위해서는 끊임없는 긴장감이 필요하다.

등이 굽으면 척추 신경이 압박을 받는다. 중추 신경은 뇌로

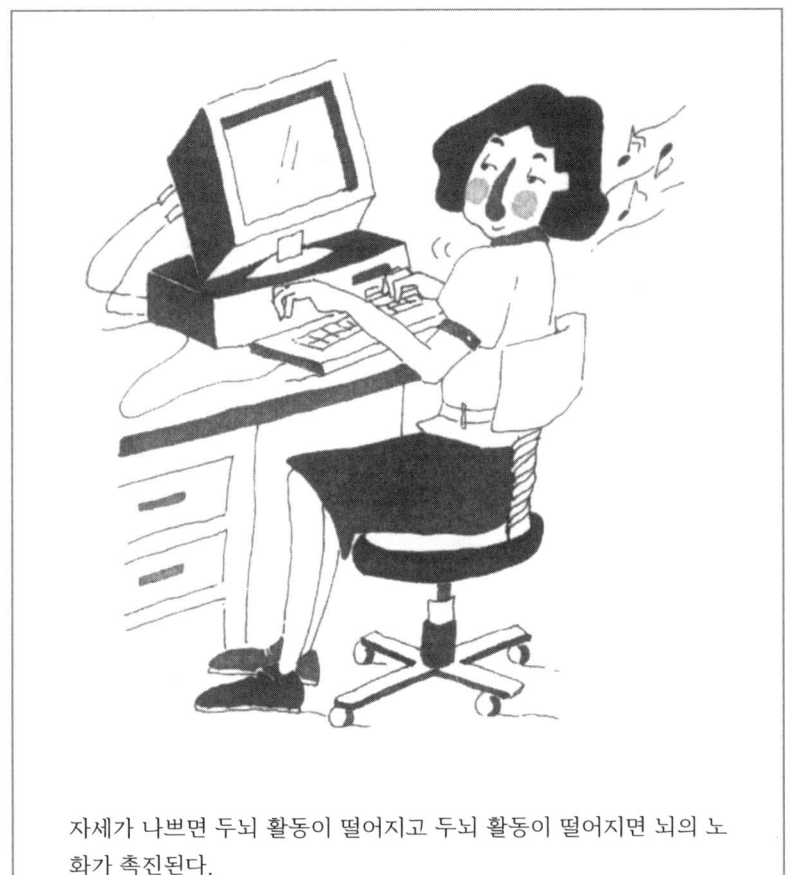

자세가 나쁘면 두뇌 활동이 떨어지고 두뇌 활동이 떨어지면 뇌의 노화가 촉진된다.

부터 오는 치매와 말초 신경으로부터 오는 자극을 전달하는 부분이다. 이것이 제 기능을 못 하면 뇌에 자극이 잘 전달되지 않고 말초로부터의 자극도 약해진다. 따라서 자연히 뇌의 활동도 나빠지게 된다.

등뼈가 굽으면 가슴속에 있는 폐와 심장, 복부 속에 있는 간,

이자, 소장, 대장 등 여러 기관과 장기에도 악영향을 끼친다. 이런 기관들의 기능이 저하되면 뇌가 움직이는데 심각한 어려움을 겪게 된다. 특히 순환기가 쇠약해지면 뇌로 전달되는 산소의 양이 감소되기 때문에 두뇌의 활동도 나빠진다.

자세가 올바르지 못하면 운동 능력도 떨어진다. 몸이 활발하지 못하면 기분도 울적해지고 적극적이지 못해 두뇌도 퇴화해 버린다. 자세가 나쁘면 두뇌의 활동도 나빠진다.

인간이 뒤로 젖혀진 자세를 취하는 경우는 좀처럼 드물다. 몸을 곧게 펴는 것도 노력하지 않으면 마음대로 되지 않는다. 그러므로 하루 종일 자리에 앉아 일하는 사람은 정기적으로 몸을 펴주는 운동을 해주어야 한다.

나이가 들어 뼈가 약해지면 서 있기만 해도 척추에 무리가 간다. 등뼈는 네모난 나무토막 같은 뼈가 여러 개 겹쳐 있는데 그 하나하나의 나무토막이 무너지는 것이다. 이것이 척추 압박 골절이다. 여하튼 골절이 되면 몸의 움직임이 둔해지고 퇴화하게 마련이므로 이것에도 주의를 기울여야 한다.

test 17 동창회에서 몇 명의 이름을 말할 수 있었나

이것은 구체적인 체크 포인트이다. 기억력이 쇠퇴하면 먼저 근접 기억이 나빠진다. 근접 기억이란 최근의 기억, 즉 수십 분

전부터 10년 정도 전까지의 기억을 말한다. 인간은 기억력이 쇠퇴할 때 먼저 이름과 명사로 된 사물명부터 잊어버린다. 그래서 '그것', '저것' 등으로 말하게 되는 것이다. 그리고 장소나 상품의 이름 등도 잊게 된다.

그중 가장 되살리기 쉬운 기억이 사람 이름이다. 그러나 동창회 등에 가서 학창 시절에 함께 지내던 친구들의 이름이 떠오르지 않는다면 매우 위험한 상태인 것이다. 선생님의 이름까지 기억나지 않는다면 더욱 증세가 심한 것이다.

"저 선생님의 성함이 뭐지?" 하고 물을 때 마침 그 말이 선생님 귀에 들어가기도 한다.

"나는 자네 이름을 기억하고 있지." 역으로 선생님이 이렇게 말하면 여간 난처해지는 것이 아니다.

주로 별명으로 불렀기 때문에 본명이 생각나지 않을 경우는 괜찮다. 그러나 날마다 사용하는 상품이나 물품의 이름, 지명 등이 머리에 떠오르지 않는다면 단순한 건망증이 아니라 기억장해의 첫걸음이라고 봐야 한다.

test 18 옷을 멋있게 차려 입었던 시절이 그리운가

멋을 내는데 신경을 쓰지 않는다는 것은 자신의 신변 관리에 관심을 기울이지 않게 되었다는 말과 같다. 아주 귀찮거나 그

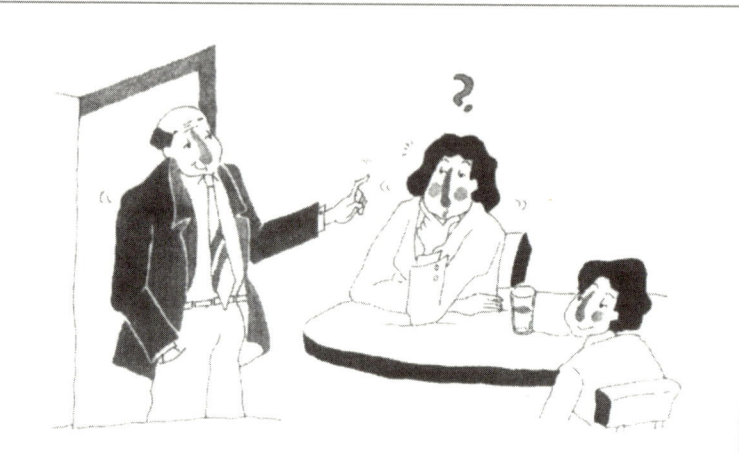

학창 시절에 함께 지내던 친구나 선생님의 이름이 떠오르지 않는 것은 심각한 치매 증세이다.

럴 기분이 아니라고 생각되면 대체로 이상하다고 봐야 한다. 인간에게는 다른 사람에게 잘 보이고 싶은 본능이 있다. 그러한 본능이 사라진다는 것은 생명력이 쇠퇴하고 있다는 것과 같다.

"어쩐지 단정하지 못해졌어"라든지 "옷맵시가 어설퍼졌어"라는 말을 많이 듣게 되는 경우는 치매를 의심해 보아야 한다. 그리고 계절에 맞지 않는 옷차림을 하는 경우에도 마찬가지다.

남성이라면 넥타이와 커프스 버튼의 관리가 중요하다. 집에 돌아와 이런 것을 집어 던져버리는 것은 좋지 않다. 멋 내기 위한 소도구들을 항상 소중히 하는 자세도 중요하다. 물론 양복, 넥타이, 구두가 서로 어울리는지, 상대방에게 좋은 인상을 줄

수 있는지, 분위기에 따라 어떻게 대처해야 하는지 등을 고려해 보는 것도 바람직하다.

test 19 잠에서 깨면 기분이 좋은가

'기분 좋게 가뿐하게 일어나는 것'은 잠을 잘 자기 위한 요령이다. 불면증을 치료하려고 할 때 대부분 잠자는 것만 생각하는데 실제로는 기분 좋게 잠에서 깨도록 노력하는 일이 더 중요하다. 그러면 다음날 쉽게 잠들 수 있게 된다.

일어나는 데 가장 좋은 자극은 빛이다. 그 가운데서도 3천 룩스 이상의 강렬한 햇빛이 최고의 자극이라고 할 수 있다. 아침에 상쾌한 기분으로 잠에서 깨면 모든 일의 능률이 올라간다. 아침에 일찍 일어나는 규칙적인 생활을 일생 동안 꾸준히 한다면 성과는 더욱 커진다.

당연히 많은 일을 할 수 있고 일도 잘된다. 이처럼 아침에 상쾌한 기분으로 일어나면 머리 회전도 훨씬 좋아진다. 바로 이것이 두뇌를 충분히 활동시키는 중요한 요소가 된다.

test 20 좋은 꿈을 꾸는가

누구나 잠을 자면서 꿈을 꾸지만 좋은 꿈을 꾸는지, 즉 수면을 즐기는지가 중요하다. 잠을 잔다는 것은 뇌 세포를 쉬게 하는 것이며, 낮에 일어났던 일을 뇌 속에 확실히 기억시켜 놓는 것이다. 꿈을 꾸는 것은 그러한 것과 마주치기 때문에 일어난다.

깊은 잠에 빠져 좋은 꿈을 꾸는 것을 본능적으로 바라지 않으면 안 된다. 그러나 규칙적이지 못한 생활을 하면 잠자는 것을 달갑지 않게 여기게 된다. 예를 들면 '야행족' 이 되면 잠자는 것을 소홀히 한다.

그러나 노력하면 좋은 꿈을 꿀 수 있다. 나쁜 꿈으로 괴로워하는 일은 없어야 치매에 도움이 된다.

test 21 쉽게 잠드는가

잠을 잘 만큼 잤는데도 푹 잤다는 느낌을 갖지 못하는 것은 안타까운 노릇이다. 아무리 잠을 많이 잤어도 숙면을 취하지 못하면 생활하는데 도움이 되지 않는다. 그러므로 일찍 잠들고 자는 시간도 효과적으로 정해 놓아야 한다. 또 효율적인 수면을 위해서는 잠자리에 누워 즐거운 일을 생각하는 것이 좋다.

서양에서는 흔히 '양 한 마리, 양 두 마리, 양 세 마리……' 하고 생각하면서 잠을 청한다는 말이 있다. 이것은 유목민이, 양이 새끼를 낳아 재산이 늘어나는 기쁨을 생각하면서 잠을 청했던 방법이다.

그러나 우리와 같은 농경 민족에게는 '양 한 마리……' 하고 생각하는 것은 별 의미가 없다. 그보다는 낮에 있었던 즐거운 일이나 의욕을 북돋울 수 있는 일을 떠올리는 게 좋다.

세계 공통적으로 가장 훌륭한 수면제는 섹스이다. 이러한 의미에서 단지 의무감에서가 아니라 숙면이라는 목적으로 사용해 보는 것도 좋다.

test 22 수첩을 잘 활용하는가

인간에게는 역사가 있으며 과거, 현재, 미래가 있다. 앞으로의 일은 과거와 현재의 생활이 연장되는 것일 뿐이다. 앞으로의 일을 명확하게 파악하고 있으면 어떤 상황에서도 당황하지 않는다.

수첩에 메모하는 습관은 잊는 것을 방지하려는 수단이 된다. 또 하나의 목적은, 예를 들어 다음날 아침 일찍 일어나야 할 경우 불안해져서 숙면을 취하지 못하는 것을 막기 위한 것이다. 수첩에 계획을 적어 놓으면 불안을 해소할 수 있기 때문이다.

임기응변식으로 대처할 것이 아니라 며칠 또는 몇 주 앞서 예정을 잡고 구체적인 것까지 계획을 세워 둔다. 그렇지 않으면 쓸데없는 걱정으로 능률이 떨어진다.

또한 예측하는 것은 두뇌를 훈련시키는 일도 된다. 주식 등이 좋은 예이다. 주식을 가지고 있는 사람은 치매에 쉽게 걸리지 않는다. 날마다 신문 등을 보고 신경을 쓰기 때문에 치매에 걸릴 확률이 낮다. 예상할 때는 머리를 정밀하게 사용한다. 그

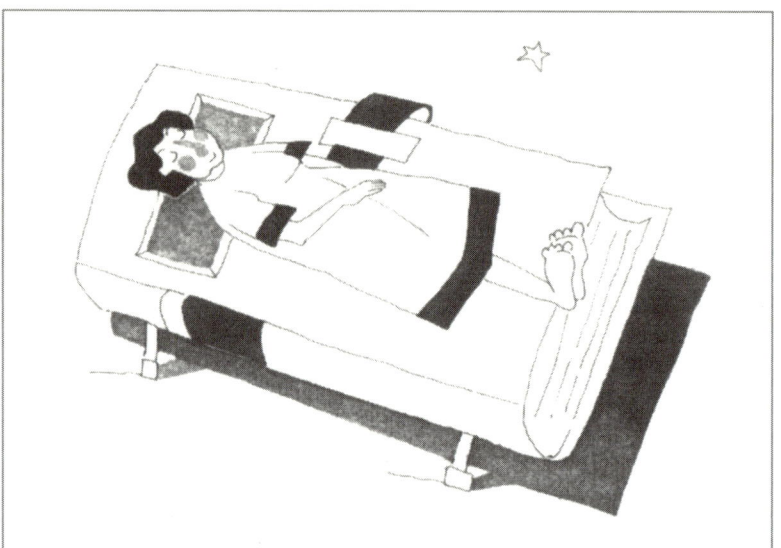
수첩을 효율적으로 사용하면 잊어버리는 것을 방지할 수 있을 뿐만 아니라 불안을 해소할 수 있어 좋다.

런 의미에서는 경마 등도 치매를 방지하는 데 도움이 될지 모르겠다. 그러나 도박으로 돈을 잃어버리는 것은 식사를 제대로 못하게 되거나 스트레스가 쌓이기 때문에 오히려 나쁜 영향을 끼칠 수 있으므로 하지 않는 게 낫다.

  교직 종사자는 치매에 걸리기 쉽다고 앞에서 말했지만 수학을 가르치는 선생님들은 치매에 잘 걸리지 않는다. 인수 분해나 순열·조합에서 새로운 것을 창조적으로 해낼 수 있기 때문이다. 바둑이나 장기를 두는 것도 치매를 물리치는 데 도움이 된다. 그러나 정밀함을 요구한다고 해도 경리 업무는 앞일을 예측하는 것에 해당되지 않으므로 치매를 예방하는 데 별로 큰 도움이 되지 않는다.

test 23 노래방에서 노래를 잘 부르는가

사람은 누구에게나 여러 가지 능력이 잠재되어 있어 훈련시키면 어느 정도의 수준에 이른다. 이것의 좋은 예가 군가이다. 군대는 전국 각지에서 사람들이 모이는 곳으로 각 지방의 사투리를 쓰는 각양 각색의 사람들이 많다. 당연히 표준어로 말하지 못하는 사람도 있다.

이렇게 각 지방에서 모여든 사람들로 이루어진 군대에서 아주 간단한 멜로디의 군가를 부르게 하는 것은 집단 의식을 북돋운다. 군가를 부르지 못하는 병사는 있을 수 없다. 가사의 내용 따위는 아무래도 좋다. 군가가 만들어진 것은 그 나름대로 공통의식을 지닐 수 있기 때문이다.

그래서 한때는 군가밖에 부르지 않던 민족이 지금에 와서는 꽤 어려운 곡조의 노래도 부를 수 있게 되었다. 그야말로 훈련으로 잠재능력을 발휘하게 한 좋은 예라고 볼 수 있다.

이야기를 하는 것 자체도 치매 예방에 효과적이다. 소리를 내어 멜로디를 붙여서 음치가 아니라는 것을 다른 사람들에게 보여주는 것은 약간의 노력이 필요한 일이다. 그럴 듯하게 노래를 부르거나 이야기를 함에 따라 뇌는 조금 넓어진다. 즉 노래를 부르거나 이야기를 하면 뇌의 상당 부분을 훈련시키게 되므로 당연히 치매를 예방하게 되는 것이다.

뇌졸중으로 어느 정도 마비가 되어 있는 사람도 노래는 그럴 듯하게 부를 수 있다. 곡조에 맞춰 노래를 부르면 인간의 내면에 감추어져 있는 잠재 능력을 발휘하게 되고 자기를 표현함으로써 자신감을 갖게 된다.

노래방에 끌려가서 "난 노래 못 해"라고 말하는 것은 앞에서 말한 스타 기질 측면에서도 감점이 되고, 자기 표현의 훈련이라는 측면에서도 소극적이어서 이로울게 없다.

test 24 무엇을 기록하는 습관이 있는가

편지 등 글을 쓸 때는 누구에게 무슨 용건으로 어떻게 쓸까 하고 머리를 많이 쓰게 된다. 편지의 내용, 사용하는 용어, 계절 인사, 접두어, 접미어, 글의 유창한 흐름 등 여러 가지에 신경을 쓰게 되는 것이다. 그리고 글을 다 쓴 뒤에도 문법적으로 틀린 데는 없는지 확인해야 한다. 글을 쓴다는 것은 머리로부터의 명령이 손의 근육에 전달되어 필기구나 키보드를 움직이는 것으로, 거기에 이르기까지 대단히 복잡한 메커니즘이 작용한다. 무엇인가를 쓸 때는 매우 높은 수준으로 뇌 세포를 움직이게 되는 것이다. 편지뿐만 아니라 일기를 쓰는 것도 마찬가지이다.

문장력이 없다고 생각하는 사람도 신문에 기고해 그 글이 게재될 수도 있고, 작문을 하거나 소설을 써서 상을 받고 의외로 인기 작가가 되기도 한다.

그런 의미에서 글을 쓴다는 것은 즐거운 일이며 동시에 두뇌를 훈련시키는 좋은 방법이 되기도 한다.

작가는 치매에 잘 걸리지 않는 직업이다. 그러나 작가라도 바다 가까이에 별장을 지어 놓고 날이면 날마다 바다를 바라보고 있으면 치매에 걸리기 쉽다. 부두에서 부두로 배가 오가는 풍경이 있으면 인간은 생각 없이 그저 바라보기만 하기 때문이다. 길고 느린 파도의 흐름은 해롭다.

옛말에 3년간 틀어박혀 있으면 검술의 달인이 되어 돌아온다는 이야기가 있다. 그러나 의지의 지속이라는 것, 혼자 훈련했다는 것은 결코 이로운 것이 아니다.

의지의 지속이라는 것과 관련하여 생각해 보자. 옛날에는 아버지를 죽인 원수를 찾아 나서는 경우가 있었다. 처음 2, 3년 동안은 열심히 찾는다. 그러나 4년 정도가 되면 오랜 객지 생활로 기력이 떨어진다. 5년째가 되면 원수를 찾기가 더욱 어려워져서 가문을 계승하지 못해도 좋다고 생각해 버리는 것이다. 그것이 보통의 인간이다. 그러므로 산중에 혼자 3년 동안이나 긴장해 있는 것은 생리적으로 좋을 게 없다.

달리 말하면 작가라도 아주 한가롭게 지내면 치매에 걸릴 위험이 많다는 것이다.

test 25 항상 웃는 얼굴을 하고 있는가

완고하거나 신경질적이거나 감정의 기복이 심한 사람은 치매에 걸리기 쉽다. 항상 웃는 얼굴을 하는 것은 성격 탓이기도 하지만 웃는 얼굴로 지낼 수 있는 마음가짐이 중요하다. 그러기 위해서는 항상 주위 사람들에게 불쾌감을 주지 않고 화기애애한 분위기를 만들도록 노력한다. 이것은 본인에게도 좋을 뿐만 아니라 다른 사람도 즐겁게 해준다.

또 웃는 얼굴은 협조성에도 한몫을 한다. 어떤 일에 대해 서로 의견을 나눌 경우, 또는 의견이 맞지 않아 언쟁을 벌인 뒤 화해도 하지 않고 헤어지게 되는 경우에도 어떻게 해서든지 타협점을 찾아낸다. 웃는 얼굴은 최고의 무기라고 생각한다. 협조성이 있는 사람은 자기 몸이 제대로 말을 듣지 않을 때, 기력이 약해졌을 때 도움을 받을 수 있다. 다른 사람에게 허물없이 부탁할 수 있고 다른 사람의 도움을 대범하게 받아들인다.

다른 사람을 거부하는 듯한 태도로 냉담하게 찡그린 얼굴을 한 채 하루하루를 보내고 있으면 여차하면 외톨이가 되기 쉽다. 다른 사람에게 상냥하게 대하면 상대방도 자신에게 상냥해진다. 뇌졸중으로 쓰러지거나 치매에 걸리게 되어도 다른 사람들로부터 도움을 받거나 회복할 힘을 얻을 수 있다. 또 치매에 걸리더라도 증세가 심하지 않다.

"아니, 저 사람이 치매에 걸리다니?"라고 할 때의 '저' 가 중

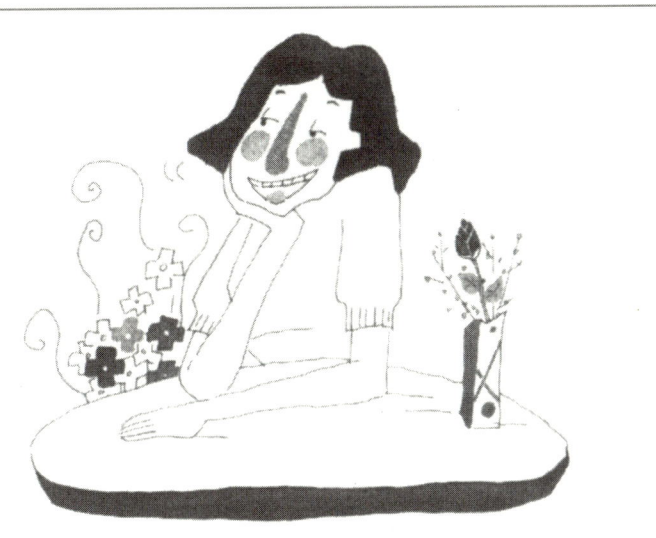

완고하거나 신경질적이거나 감정의 기복이 심한 사람은 치매에 걸리기 쉽다. 반면 항상 웃는 얼굴을 하는 사람은 치매에 잘 걸리지 않는다.

요하다. '저' 라는 말에는 의외라는 느낌이 나타나 있다. '저렇게 마음씨 좋고 다른 사람을 잘 돌봐 주던 사람이……' 라는 의외의 느낌. 그래서 '저 사람이 치매에 걸렸다면 돌봐 주고 병문안도 가야지' 하고 생각하게 되는 것이다. 이것은 일상 생활에서 웃는 얼굴을 하는 것과 관계가 있다.

　웃는 얼굴로 생활한다는 것은 치매에 걸렸을 경우 보살핌을 받을 수 있는 하나의 조건이 된다.

test 26 담배를 피우는가

담배의 역사를 살펴보면 담배는 항상 세금의 대상이 되어 왔다는 것을 알 수 있다. 국가가 세금을 부과하게 된 데는 그 까닭이 있다.

담배는 우리들이 즐겨 찾는 기호품일 뿐 아니라 나라에서 강제로 떠맡기는 기호품이라고 할 수 있다. 강제로 떠맡겨진 기호품은 상당히 신중하게 선택해야 한다. 흡연량, 흡연 방법, 폐에까지 연기를 빨아들이는가 등을 비교해 건강에 끼치는 해악을 따지기도 하지만 결국 담배는 백해 무익하다.

담배를 피우는 사람은 담배에 무엇인가 좋은 점이 있다는 식으로 구실을 찾지만 좋은 점은 단 하나도 없다. 담배는 혈관을 위축시키므로 혈압이 올라간다. 동맥 경화도 빨라진다. 혈관을 튼튼하게 잘 관리하는 것이 치매를 방지하는 첫걸음이라는 것은 앞에서도 지적한 바 있다. 담배를 피우는 사람은 피우지 않는 사람에 비해 치매에 걸리기 쉽다.

우리 병원을 찾은 사람들 가운데도 담배를 피우는 사람이 있음은 물론이다.

"우리 영감은 담배를 좋아하니까 여기서 끊을 수 있다면 좋겠지만 식후에 조금 피우게 해주세요."

가족들로부터 이런 부탁이 있을 경우 식후에 담배 피우는 것을 허락하지만 대부분의 사람들이 1~2주 사이에 담배를 끊게

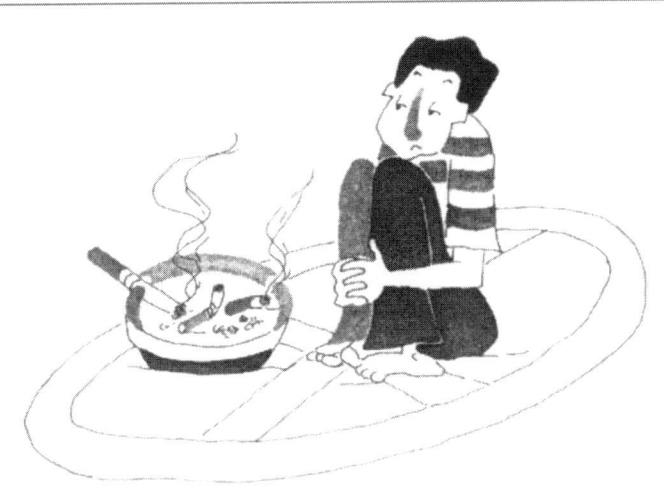

담배를 피우는 사람은 그렇지 않은 사람에 비해 치매에 걸릴 확률이 훨씬 높다.

된다. 담배를 피우지 않는 환경 속에 있으면 담배를 잊게 되는 것이다.

　담배는 피우는 사람에 따라 니코틴의 혈중 농도를 스스로 조절할 수 있다. 니코틴의 혈중 농도에 따라 기분도 달라진다. 이것은 쾌감이다. 따라서 역으로 담배는 기호품 가운데서도 가장 위험한 것이라 할 수 있다.

test 27 술을 어느 정도 마시는가

'술은 백약의 으뜸'이라는 말은 어지간히 위나 간장이 튼튼한 술꾼이 지어낸 핑곗거리에 지나지 않는다.

우리 몸에는 뇌 혈액 관문이라는 것이 있어 혈액 속에 섞여 있는 불순물이 뇌에 들어오지 못하게 하는 역할을 한다. 그런데 알코올만은 이 관문을 마음대로 드나들 수 있다.

그러므로 술을 마시면 뇌 세포가 알코올로 마비되어 뇌의 기능을 억제한다. 그 때문에 술을 마시면 기분이 좋아지거나 대담해지며 해방감을 느끼게 되는 것이다.

수면제나 안정제 등은 약의 효능이 제대로 발휘되지 않을 수도 있다. 예를 들어 수면제를 먹는다고 반드시 잠을 잘 수 있는 것도 아니다. 게다가 다음날 아침 기운이 없거나 잠에서 깨어나도 상쾌한 기분을 느끼지 못하며 입맛도 없고 근육에 힘이 없어 넘어지기도 한다.

이와 마찬가지로 술도 일시적으로는 해방감을 느끼게 해준다. 그러나 날마다 마시게 되면 뇌 세포의 기능이 억제되어 점차 기능이 떨어진다. 현재는 알코올 중독이 아니더라도 날마다 맥주를 큰 병으로 2병 이상 마시는 사람은 알코올 중독 예비군이다.

하루 정도는 간을 쉬게 하자는 뜻으로 '휴간일(休肝日)'이라는 말이 있다. 알다시피 알코올을 대사시키는 곳은 간장뿐이다. 그러므로 그 기간을 고려하여 술을 마시는 것이 좋다. '술과 장미의 나날'이라는 말이 있듯이 술은 마시는 사람에 따라서는 방탕한 생활을 의미하기도 한다.

test 28 깊이 몰두할 수 있는 취미를 가지고 있는가

이것은 취미가 있으면 치매에 걸리지 않는다는 말이 아니라 취미를 갖고 있는 것이 치매를 방지할 수 있다는 이야기이다. 취미가 있으면 다른 사람들과의 관계도 많아지고 외출의 기회도 생긴다. 또 머리를 항상 훈련시키게 되고 기분 전환도 이루어지는 등 많은 장점이 있다.

그러나 다양한 취미를 가지고 있는 것이 반드시 좋은 것은 아니다. 예를 들어 낚시를 가끔 즐기는 사람과 전문적인 낚시를 하는 사람과는 이야기가 통하지 않을 것이다. 전문적인 분야에 취미를 갖는 것은 그 사람의 일생을 이끌어 가는 원동력이 된다.

다른 사람을 가르칠 수 있을 정도의 취미, 다른 사람보다 실력이 뛰어난 바둑이나 장기의 유단자, 사범의 자격증을 가지고 다른 사람을 가르쳐 돈도 벌 수 있는 정도의 취미면 더욱 좋다.

나는 취미에 관해 1급부터 50급 정도까지 등급을 매기는 것도 좋지 않을까 생각한다. 50급인 사람이 45급으로 올라가면

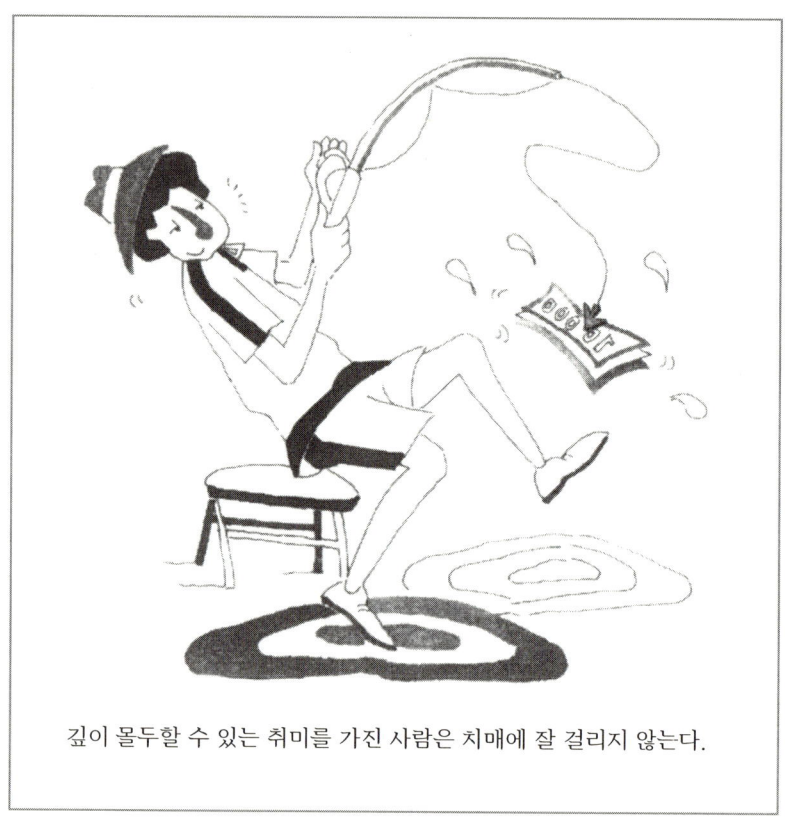
깊이 몰두할 수 있는 취미를 가진 사람은 치매에 잘 걸리지 않는다.

좋은 일이다. 향상되었음을 숫자로 나타내는 것은 의욕을 북돋워 준다. 그 점에서 자격 인정 제도 등이 좋을 것이다.

그런데 취미가 다른 사람을 부담스럽게 해서는 안 된다. 예를 들어 그림을 그리는 것은 매우 훌륭한 취미라고 생각한다. 그렇지만 전문가가 아니라 취미로 그림을 그리는 사람이 개인전을 개최하는 것은 좋지 않다. 개인전을 열면 친지들이 의리로도 찾아오게 되고 그렇게 되면 자신의 취향과는 상관없이 그림을 사지 않을 수 없게 된다. 그러므로 개인전은 가급적 삼가야 한다. 이것은 치매와 관계없이도 말할 수 있는 일이다.

test 29 수다스러운가

이야기를 한다는 것은 말을 통해 의사를 전달하려는 것으로 인간이 갖고 있는 기능 가운데서도 고등한 기능에 속한다. 이렇게 고등한 기능을 발휘하면서 즐거움이나 우월감을 느낄 수도 있다.

인간의 머리 속에 습관처럼 되어 있는 것은 좀처럼 쇠퇴하지 않는다. 노래를 부르는 것과 마찬가지로 이야기하는 것은 습관처럼 되어 있어 오랫동안 남아 있게 된다. 기억할 수 있는 어휘의 수는 머리가 쇠퇴하는 것에 비례해서 뒤떨어지거나 하지 않는다.

그러므로 어려운 말을 사용하는 연설이나 박력과 설득력이 있는 연설 등을 나이와 관계없이 할 수 있다. 이것은 뇌 가운데 상당히 넓은 영역이 말하는 능력과 관계되어 있기 때문이다. 이야기를 함으로써 광범위하게 뇌를 움직이면 치매를 방지하는데 도움이 된다.

그냥 이야기하는 것이 아니라 다른 사람들 앞에서 유창하게 설득력 있는 이야기를 하는 데는 엄청난 훈련이 요구된다. 훈련도 각자의 특성이나 상태를 배려하고 반복하는 것이 중요하다.

반복 운동은 가장 중요한 연습이다. 두뇌의 기능은 치매가 아니더라도 노화한다. 쇠퇴하는 기능을 유지하는데는 반복 연습밖에 없다.

사물의 명칭이 단번에 기억 나지 않았다면 두 번, 세 번 되풀이해서 기억해 내는 수밖에 없다. 노래도 마찬가지이다. 강연 등의 내용도 여러 차례 반복 연습해서 이야기하면 좋을 것이다.

인간에게는 이야기 도중에 자신의 생각을 정리하거나 새로운 것을 생각해 낼 수 있는 능력이 있다. 자신의 능력 계발을 위해서도 이야기를 하는 것이 중요하다고 말할 수 있다.

국회의 회의 등의 중계를 보고 있으면 지방 출신의 나이 많은 의원이 훌륭하게 연설하는 장면을 보게 된다. 아마도 그것은 많은 연습을 해왔거나 훌륭한 선생님이 곁에 있는 덕분이라고 생각한다.

미국의 전 부시 대통령이나 영국의 전 대처 수상은 아직까지도 뛰어난 연설을 한다. 그들은 매우 열심히 연습을 하고 있다고 생각한다. 전 대처 수상은 억양이나 강세를 점검하는 것은 물론 텔레비전 방송이나 의상까지 연구한다고 한다.

말수가 적은 사람은 치매에 걸리기 쉽다고 할 수 있는 반면 수다쟁이는 치매에 잘 걸리지 않는다고 할 수 있다.

test 30 신문이나 책을 가까이하는가

　신선과 같은 생활, 즉 아무런 자극이 없는 고적함 가운데서 자신의 의지와 체력을 유지하는 것은 대단히 어려운 일이다.

　인간의 성에 대한 성장, 사회성 등의 능력을 발휘하게끔 촉발하는 것은 도시의 분위기이다. 네온사인이나 손을 맞잡고 걷는 남녀의 모습은 성을 자극한다. 그런 것을 눈으로 봄으로써 성이 유발되어 호르몬이 분비되고 성에 대한 의식이 움트게 된다. 인간에게는 그러한 자극이 항상 필요하다.

　활자화된 것도 정보의 원천으로서 매우 중요하다. 활자화된

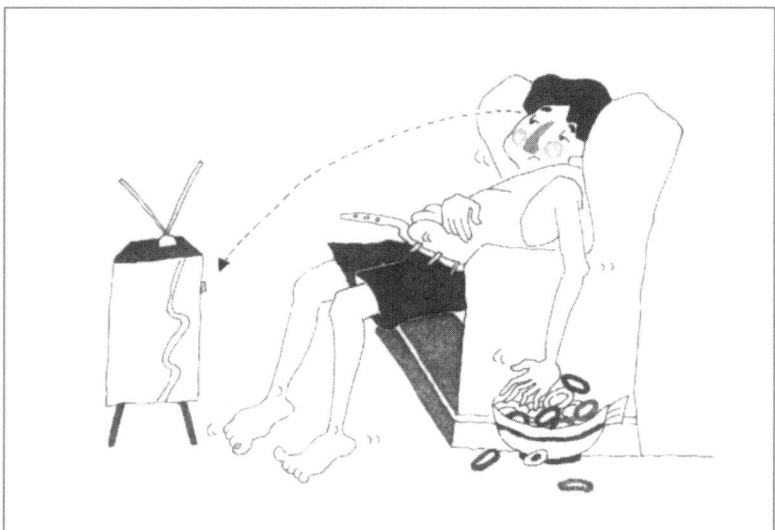

활자화된 것을 멀리하고 텔레비전이나 비디오만 보면 판단력, 상상력, 기억력 등이 저하되어 치매에 걸리기 쉽다.

것은 보존할 수도 있고 되풀이해서 읽을 수도 있다. 이야기로 주고 받은 것은 그 자리에서 사라져버린다. 또한 이야기를 나눌 때는 아주 초보적인 것을 묻게 되면 그런 것도 모르냐고 비웃기도 한다. 그러나 책이나 사전은 비웃지 않는다. 활자로 된 것은 매우 친절하다.

활자화된 것을 멀리하고 텔레비전만 본다면 사회 전체의 능력이 저하되어버릴지 모른다. 사회만이 아니라 개인도 마찬가지이다. 활자화된 것을 보는 것은 인간의 머리가 활력, 판단력, 상상력을 발휘하고 기억을 정리하는 데도 필요하다.

활자화된 것을 멀리하면 결국은 여러 장해가 나타나게 된다. 지식은 활자로 된 것을 통하지 않으면 흡수하기가 매우 어렵기 때문이다.

test 31 어학 실력은 어느 정도인가

외국어에 대해 두려움을 갖지 않고 맞서 나가는 적극성이 중요하다. 필요는 발명의 어머니라고 흔히 말하지만 필요는 어학의 어머니이기도 하다. 1년 뒤에 유학을 간다거나, 1개월 뒤에 홍콩으로 쇼핑을 간다거나, 자격 시험에 응시한다는 등의 구체적인 목표를 갖는 것이 좋다.

필자가 예전에 병원에서 함께 일했던 대만 출신 의사의 이야기이다. 전쟁 중 그는 중국 대륙으로 가게 되었는데 베이징에서는 베이징어, 광둥에서는 광둥어를 하지 못하면 스파이로 몰려 처형당할 형편이었다. 그래서 그는 필사적으로 일 주일 만에 갖가지 말을 마스터했다는 것이다.

어학이라는 것은 노력만으로도 어느 정도까지 정복할 수 있다. 콤플렉스를 극복하려는 의욕, 도전하려는 정신은 자신의 잠재 능력을 발휘하게 해준다.

1만 년 뒤 또는 100만 년 뒤에 지구로 세균이 몰려와 인류를 습격한다 하더라도 인간은 그에 대한 면역성을 갖추고 있을 것이다. 100만 년 후에 일어날 일에 대한 능력까지 갖추고 있는 것이 인간이다.

인간의 능력이 높은 곳에서 떨어지는 것과 낮은 곳에서 떨어지는 것은 떨어지는 방법이 서로 다르다. 높은 곳에서 떨어지면 바로 제로가 되지 않는다. 하지만 전부터 저공 비행을 했다면 곧 제로가 될 것이다. 높은 능력을 갖는 것, 그리고 잠재 능력을 계발하는 데는 어학이 제일이라고 생각한다.

어학에 대해 움츠러들지 않고 맞서 나가는 자세가 중요하다. 예를 들어 레스토랑에서 거스름돈을 받게 될 때 "그건 가지세요"라고 외국어로 말하는 것을 익히고 있다가 그런 상황에서 외국어로 그 말을 할 수 있게 될 때는 정말 기쁘다. 어학에는 그 같은 즐거움이 따른다.

적극적으로 도전하는 정신 자세는 치매 예방에 도움이 된다.

test 32 무엇을 깜박 잊어버리는 경우가 있는가

　인간은 망각의 동물이다. 모든 것을 정확하게 기억하고 있는 사람은 없다.
　치매와 건망증의 차이는 잊어버린 일 때문에 일상 생활에서 곤란을 겪는 경우가 많았는지 적었는지에 있다고 할 수 있다. 예를 들어 다른 사람과 만날 약속을 잊어버려 상대방을 난처하게 했든지, 상담에서 손실을 보았다든지, 상대방을 실망시켰다든지, 다른 사람을 난처하게 했다든지가 하나의 지표가 된다.
　여기에 잊지 않으려고 노력을 했는가, 수첩, 메모지, 칠판 등에 적어 놓았는가도 기준이 된다. 그리고 가장 중요한 사실은 무슨 일을 전체적으로 잊어버렸는가, 아니면 부분적으로 잊어버렸는가 하는 것이다.
　치매의 경우 아침식사를 한 것 자체를 잊고 아직 식사를 하지 않았다는 말을 한다. 아침 식사를 한 것은 기억하더라도 반찬이 몇 가지였느냐고 물으면 전혀 생각나지 않는다. 이런 일은 건망증에서는 나타나지 않는다.
　다른 사람과 만나 일에 대해 이야기를 나누었을 경우 그 가운데 한 가지 일에 대해 잊어버리기도 한다. 여기까지는 괜찮다. 그러나 사람을 만난 것 자체를 잊어버리면 위험하다.
　여자의 경우 쇼핑을 할 때 이전에 샀던 것을 잊어버리고 똑같은 물건을 몇 번이나 사게 되면 위험하다. 비디오 테이프도

같은 것을 여러 번 대여해 보기 시작하다가 '이것은 본 적이 있는데' 하고 생각한다면 주의할 필요가 있다.

도시락을 5인분 전화로 주문한다. 10분 뒤에 앞서 주문한 것을 잊고 다른 집에 전화하여 결국 10인분이 도착하게 된다면 난처한 일이 아닐 수 없다. 화장실에 들어가 지퍼를 올리지 않고 나왔다면 이것은 완전한 치매 예비군이다.

test 33 방향 감각을 잃을 때가 있는가

치매의 대표적인 증상 중 하나는 방향 감각에 장해가 일어나는 것이다. 자신이 어디에 있는지, 가려고 하는 방향이 어느 쪽인지를 모르는 것이다.

택시를 타고 어딘가를 방문하고 돌아오는 길에는 가장 가까운 역으로 가자고 해서 다른 사람에게 길을 묻는다. 그런데도 아까와 같은 장소를 뱅뱅 돌고 잇다. 이런 일이 되풀이된다면 곤란한 일이 아닐 수 없다.

이러한 장해는 동물에게도 나타난다. 예를 들어 개나 고양이는 죽을 때가 되면 주인에게 모습을 보이지 않고 혼자 죽는다는 이야기가 있다. 죽을 때가 되면 주인이 슬퍼하지 않게 하려고 자신의 모습을 감춘다는 것이다. 그러나 이것은 치매에 걸려 돌아오지 못하기 때문이 아닐까 생각할 수도 있다. 인식 장해로 길을 잃어버린 것이다.

코끼리가 무리에서 떨어져 혼자 죽는 것도 인식 장해 때문이다. 무리로부터 떨어져버리면 다시 돌아가지 못하는 것이다. 코끼리는 몸이 무겁기 때문에 구덩이나 물 속에 빠지면 시체가 위로 떠오르지 못해 코끼리 무덤이라고 하는 것이 생겼으리라고 생각한다.

인식 장해는 어디에서나 나타난다. 동물의 경우, 장소나 동료가 판별되지 않으면 무리를 따르지 못해 죽게 된다. 인간의 경우는 주위의 보살핌을 받기 때문에 바로 죽음에 이르지 않을 뿐이다.

직장에서 집으로 돌아오는 길을 잊어버리는 일이 생긴다면 치매는 결정적이다.

test 34 혼자 지내는 것을 좋아하는가

우리는 연휴가 되면 즐겁게 보낼 계획으로 가득 차 있지만 연휴 마지막에 가서는 게으르게 보낸 것을 안타깝게 생각한다.

혼자 지내는 것은 바로 그와 같아서 자신을 구속하는 것이 아무것도 없다. 자연히 게으른 생활이 된다. 먹는 것도 냉장고 안에 있는 것으로 대충 먹고 점심 식사는 외식으로 하고 아침 식사는 거른다. 몸이 나른하면 쇼핑하러 가는 것도 귀찮아져서 라면으로 때운다. 혼자 있기 때문에 낮에도 잠옷을 입고 이불 속에서 하루 종일 뒹군다.

인간은 다른 사람의 일에 간섭하지 않고 고독을 즐길 수 있다. 그러나 혼자 지내는 것은 치매의 가장 큰 적이다. 혼자 지내는 노인은 치매에 걸릴 확률이 그만큼 높다. 다른 사람과 어울려 취미생활을 하거나 자원 봉사 활동을 열심히 하는 등 활동적으로 생활하는 것이 좋다. 물론 노인이므로 힘이 들 수도 있고 엄청난 노력을 기울여야 할 것이다. 그러나 혼자 지내는 노인은 치매에 걸리기 쉽다는 것을 염두에 두자.

더욱 무서운 것은 치매도 병이기 때문에 조기 발견, 조기 치료가 원칙인데 혼자 지내면 조기 발견이 불가능하다는 것이다. 병세가 상당히 진행된 후, 즉 도둑이 들어왔다고 거듭 소란을 피우거나 조그만 화재를 일으킬 즈음에야 비로소 아파트 관리인에게 알려지는 경우가 대부분이다.

이것은 매우 안타까운 일이다. 가족과 함께 살았더라면 치매에 걸리지 않을 사람도 혼자 지냈기 때문에 치매에 걸린 경우가 상당히 많다.

혼자 지내는 노인 가운데는 자식들에게 부담을 주지 않고 마음 편하게 살고 싶다고 고집하는 사람도 있고, 혼자 사는 것도 그 나름대로 괜찮다고 하지만 실제로는 대부분의 노인이 의지할 데가 없어서 혼자 지내는 것이 현실이다.

test 35 가정이나 사회에 적극적으로 공헌하고 있는가

샐러리맨이 일을 그만두면 남는 것은 결국 사회와 가정이다. 직장 생활을 하는 동안 이 두 가지를 멀리하면 직장 생활을 그만 둔 후에 남는 것이 전혀 없게 된다. 과거, 현재, 미래는 하나의 선상에 있는 것인데 일을 그만두는 순간 갑자기 아무것도 하지 않게 되면 곤란하다. 그렇게 되지 않으려면 미리 지역 사회를 위해 활동하거나 가정에서도 맡은 역할을 충실히 하는 것이 중요하다.

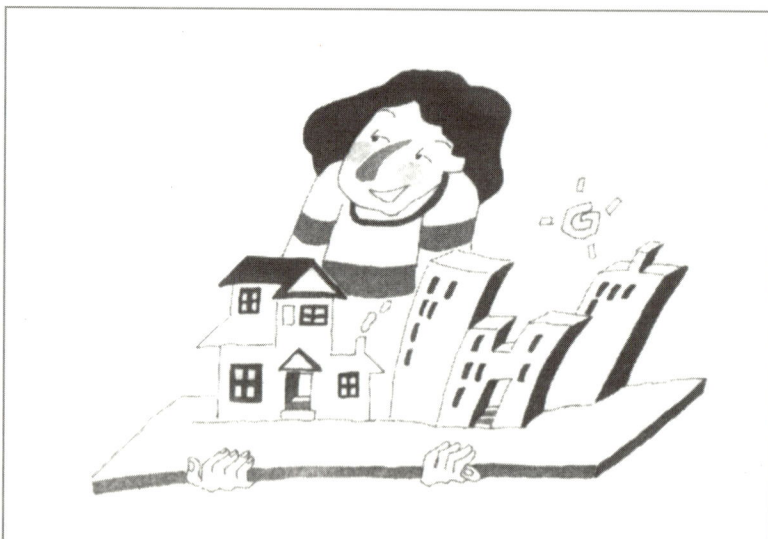

지역 사회 활동이나 가정 생활에 충실하지 못하면 나이 들어 고독해지기 쉽다.

술집 여자들은 이야기를 나누는 데는 전문가이다. 그러나 그녀들도 10세 이상 차이가 나는 고객과는 이야기를 제대로 나누지 못한다. 최근에는 10세 이상 차이가 나면 전혀 공통된 화제를 찾을 수 없는 것이다.

가정이나 지역 사회에서도 마찬가지이다. 자녀들이 이상한 노래를 부르고 괴성을 지르는 것을 부모는 전혀 이해할 수 없다. 젊은 사람들의 의견과 자기들의 의견도 맞지 않는다. 그래서 마찰이 일어난다. 마찰이 싫으면 고독하게 된다. 사회나 가정으로부터 떠나게 되면 정말로 고독해진다.

그래서 공통의 화제가 발견되지 않더라도 싫어하거나 귀찮아하지 않고 치매에 걸리지 않기 위해 자기에게 부과된 사명이라고 생각하면서 인간 관계를 유지하는데 노력해야 한다. 이것은 일에 매달려 있는 사업가로서는 정말로 어려운 일이지만 노력을 계속 해야만 한다.

아무튼 고독을 좋아해서는 안 된다. 인간에게는 집단 생활의 본능이 있다. 물고기도 무리를 지어 행동한다. 동물도 무리를 지어 생활한다. 그것은 외부에 대한 방어의 의미도 있으며 먹이를 쉽게 찾고 움직이는 방향을 파악하는 등 여러 가지 의미가 있다.

인간은 고독하면 불안이 엄습한다. "난 어쩌면 내일 싸늘한 시체가 되어 있을지도 몰라." 어쩌다 혼자 집을 지키게 되면 문득 그런 생각이 들기도 한다.

고독은 불안을 불러일으킨다. 불안하면 자신감을 잃고 피해망상에 사로잡히며 두려워져서 일찌감치 문단속을 하고 잠자리에 들게 되거나 생활 자체가 소극적이 된다. 열심히 배우는 것이 없거나 새로운 정보를 얻지 못하거나 생활이 소극적으로 되면 치매가 찾아온다.

혼자 지낸다고 고독한 것이 아니다. 호적상 가족이 5명이라 해도 가족들과 교류가 없으면 실제로는 매우 고독하다. 주의해야 할 사항이다.

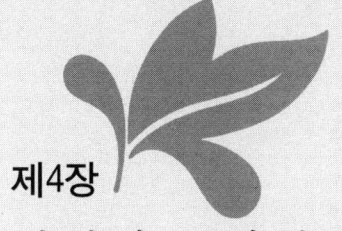

제4장
치매 환자, 이렇게 보살핀다

이런 말과 행동을 하면 치매다

치매, 가족이 일찍
알아차리는 방법

치매, 자각 증상 느낄 때면 이미 늦다

실제 있었던 일로, 노부부 둘만 사는 집이 있었는데 할아버지는 76세, 할머니는 72세였다. 2년 전 할머니의 치매 현상이 시작되었다. 할아버지는 할머니가 치매에 걸린 사실이 주위에 알려지는 것이 싫어 친척들에게도 숨겼다. 자식이 한 명 있었지만 5년 전에 세상을 떠났다. 알고 지내는 사람이 찾아와도 현관에서 이야기하고 돌려보냈다.

그러나 잠깐 집 안을 들여다보면 마구 어질러져 있어서 찾아왔던 사람들도 이상하다는 것을 어렴풋하게 느끼게 되었다. "도대체 왜 집 안으로 들어오라고 하지 않는 거지?" 하고 사람들끼리 이야기하는 경우도 있었다.

그런데 오랜만에 친척 한 사람이 찾아가 벨을 누르고 문을 두드려도 응답이 없었다. 문을 열고 안으로 들어갔던 친척은 깜짝 놀랐다. 할아버지는 이미 죽어 있었고 할머니는 그 곁에 멍하니 앉아 있었던 것이다. 경찰의 검시 결과 할아버지는 심부전증으로 24~48시간 전에 사망한 것으로 밝혀졌다. 조금만 늦게 발견했더라면 할머니까지 굶어 죽을 뻔했다.

이러한 사건들은 흔히 신문 기사에 등장한다. 죽음이라는 극단적인 상황에까지 이르지는 않더라도 이와 비슷한 '비극' 이 가족이나 주위 사람들을 괴롭히는 경우가 많다.

치매란 것은 얄궂게도 본인의 자각보다는 '증상' 이 먼저 진행되는 경우가 많다. 가족이나 주위 사람이 가능한 한 일찍 발견하면 그로 인한 '비극' 이 최소한으로 줄어들 뿐 아니라 적절한 조치를 취함으로써 비극을 줄일 수 있다.

그래서 일상 생활에서의 소소한 언동이나 의식에서 치매 증상을 보이는 사람을 찾아내는 방법을 소개해 보기로 한다.

여기서 다루는 '하시즈메식 치매를 가족이 일찍 알아차리는 방법' 은 제3장의 '하시즈메식 치매 정도 테스트' 와도 공통된 것이 있으므로 자신의 치매 가능성을 발견하기 위해서라도 이것을 이해해 두는 것이 좋으리라고 생각한다.

이 표는 치매가 시작된 사람의 증상을 살펴 가족이 먼저 알아차려 그에 대비하기 위한 점검 사항 10개 항목으로 나타낸 것이다. 이러한 증상 중 2, 3가지가 나타나면 주의가 필요하다.

:: 하시즈메식 치매를 가족이 일찍 알아차리는 방법

항목	증 상
1	건망증(기억력 장해)
2	병적 기억 장해 • 잊어버린 결과도 일어나는 사태에 대응하는 능력이 없다(어떠한 의지가 없다) • 사물의 이름, 사람의 이름을 기억해 내지 못한다. • 물건 둔 곳을 잊거나 도둑 맞았다고 오해하거나 사람을 의심하여 경찰을 부른다. • 잊어버린 사실을 감추려고 거짓말을 한다.
3	인식장해(자신이 지금 어떤 상태에 처해 있다고 하는 의식) • 사람에 대한 인식 장해 • 장소에 대한 인식 장해 • 시간에 대한 인식 장해
4	여러 번 똑같은 이야기를 되풀이한다.
5	몸가짐이나 태도가 단정치 않게 된다. • 옷을 맵시 있게 차려 입지 않게 된다. • 속옷을 갈아입지 않게 된다. • 목욕하는 것을 싫어하게 된다. • 단추가 열려 있어도 개의치 않게 된다. • 언어 사용이 조잡해진다.
6	신문이나 텔레비전에 무관심해진다
7	외출을 싫어하게 된다.
8	편식이 심해진다.
9	다른 사람에게는 엄하고 자신에 대해서는 너그럽게 된다
10	운동량이 극도로 저하된다

그리고 한 가지 사항이라도 주위 사람이 보아 '이상'으로 느껴지면 망설이지 말고 전문의와 상담하는 것이 좋다.

거듭 말하지만 치매는 분명히 병이다. 병에 걸리면 의사의 진단을 받아야 한다. 이러한 인식이 중요하며 치매의 조기 발견, 조기 예방, 조기 치료와 더불어 여러 가지 방법으로 대처할 수 있다는 점을 다시 한번 강조한다.

치매와 건망증은 다르다

기억했던 것을 잊어버리지 않는 사람은 없다. 잊어버리는 것을 통해 머리 속에 여백을 만들어 다른 새로운 것을 기억하려는 것이라고 생각할 수 있다. 기억했던 것을 잊어버리는 경우는 누구에게나 일어나지만, 생리적인 범위를 벗어나게 되면 병적인 치매 증상 가운데 하나가 된다.

단순한 기억 장해
1. 잊어버리는 일이 있지만 그것 때문에 일상 생활이나 업무상 중대한 결과를 야기하지는 않는다.
2. 잊어버리는 것을 자각하여 여러 가지 대책을 강구한다. 즉 메모를 하거나 칠판에 적어 놓는다. 또는 곧바로 주위 사람에게 내용의 요점을 밝힌다.

3. 다시 잊어버리는 일이 생겨 다른 사람에게 지적당하거나 혼란을 야기하는 경우 솔직히 사과한다. 변명을 하거나 다른 사람의 탓으로 돌리지 않는다.

이와 같은 경우는 단순한 건망증에 해당된다. 물론 잊어버리는 일 때문에 때로는 업무상 손실을 가져오고 생활에 곤란을 겪는 경우도 있지만 치매와는 다르다.
그러면 병적인 범위에 해당되는 기억 장해의 특징으로는 어떤 것이 있을까?

병적인 기억 장해
1. 잊어버린 것 때문에 야기되는 사태에 대해 대응 능력이 없어진다. 즉 자각 증상이 없어지게 되는 것이다.
2. 사물이나 사람의 이름이 기억나지 않는 것과 같이 부분적인 것이 아니라 일어난 일의 전부를 까맣게 잊어버린다. 예를 들어 식사의 경우 무엇을 먹었는지에 대해서가 아니라 식사를 했다는 사실 자체를 잊고 아직 식사를 하지 않았다고 말하는 것이다. 또 다른 사람과 만나 무슨 이야기를 나누었는지를 잊어버리는 것이 아니라 그 사람과 만난 사실 자체를 잊어버린다. 식품점에 가서 어떤 것을 구입했는지를 잊는 것이 아니라 식품점에 갔던 사실을 잊어버리고 다시 나가게 된다.
3. 물건 둔 곳을 잊거나 도저히 찾을 수 없게 되면 도둑 맞았

다고 생각한다. 그래서 다른 사람을 의심하거나 경찰을 부르게 된다.

4. 잊어버린 사실을 감추기 위해 거짓말을 한다.

이러한 상태는 확실히 치매 증상이다. 되풀이된다면 주의가 필요하다.

인식 장해가 시작된다

치매 증상 가운데 알아차리기 쉬운 것이 인식 장해이다. 여기에는 사람에 대한 인식 장해, 장소에 대한 인식 장해, 시간에 대한 인식 장해 등 세 가지가 있다.

첫 번째로, 사람에 대한 인식 장해는 이전에 어딘가에서 만난적이 있는 사람같지만 인상이 희미해서 제대로 기억하지 못하는 일이 자주 일어난다. 이것은 기억했던 것을 잊어버리는 경우와 같을지도 모른다. 그러나 여기서 말하는 '사람'이란 가까운 혈육(자신의 아들이나 딸, 형제, 때로는 남편이나 아내)을 가리키며 이들을 착각하거나 알아보지 못하는 상태이다. 가까운 혈육 같다고 하면서 어렴풋하게 알아보는 경우도 있다.

두 번째로, 장소에 대한 인식 장해는 여러 해 동안 다닌 직장으로 가는 길, 익숙해져 있는 자기 집으로 가는 길, 항상 다니던 아들이나 딸의 집으로 가는 길을 못 찾게 된다. 그래서 즐겨

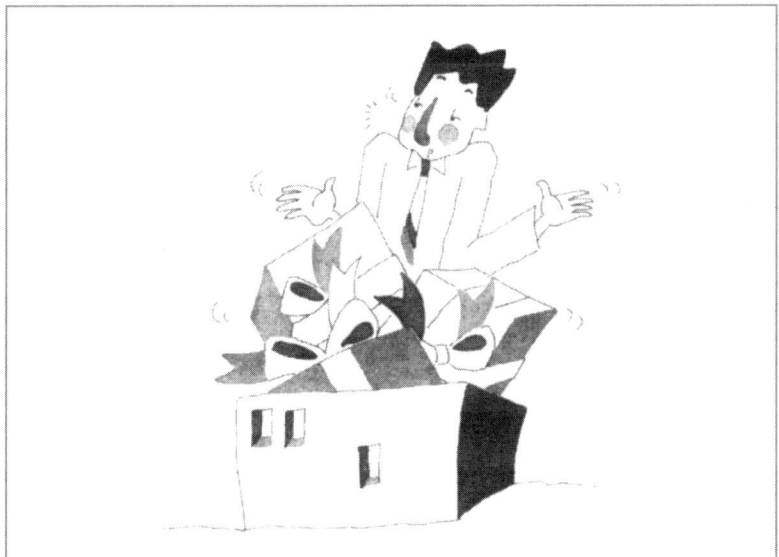
갑자기 인심이 좋아지거나 똑같은 이야기를 여러 번 되풀이하는 것은 치매의 특징 중 하나이다.

다니던 꽃꽂이 강습도 가지 못하게 되는 경우이다.

세 번째로, 시간에 대한 인식 장해는 지금의 시간을 정확히 말하지 못하거나 시각을 착각하여 지하철을 놓친다거나 하는 것이 아니라, '시간의 흐름'에 따라 기억을 되살리거나 판단하는 능력을 말한다. 계절감, 낮과 밤을 구분하는 감각이 없어진다.

똑같은 행동을 되풀이한다

몇 번이나 같은 가게에 가서 같은 물건을 산더미처럼 구입하여 집에는 그것이 흘러넘치는 경우가 있다. 그리고 충동구매를 하여 가족을 난처하게 하거나, 다른 사람의 집이나 선거 사무실로 술 100병, 도시락 50인분을 주문하거나, 또는 돈을 물 쓰듯 하는 경우도 있다.

똑같은 이야기를 여러 번 되풀이하는 것도 치매 증상의 특징 가운데 하나이므로 주위 사람은 주의해서 살펴보는 것이 바람직하다.

생활 자세가 흐트러진다

'요즘 어쩐지 활기가 없고 몸가짐이나 태도가 단정치 못해. 이전에는 아주 예의 바르고 말쑥했는데……' 라는 느낌이 들면 주의를 기울이는 것이 필요하다.

옷차림이 단정치 못하게 되었다, 이야기하는 데 주의를 기울이지 않게 되었다, 항상 같은 옷을 입고 속옷을 갈아입지 않는다, 목욕하는 것을 싫어하여 뭐라고 구실을 붙여 피하려고 한다, 옷의 단추를 제대로 채우지 않거나 금전 계산이 틀려도 도무지 신경을 쓰지 않는다, 방 안이 난잡하며 정리도 서툴러진다, 말씨가 조잡해지고 경어 사용 방법도 엉망이 된다, 생활이 제대로 이루어지지 않는다.

　이렇게 되면 빨리 의료 기관과 상담하도록 한다.

뉴스에 무관심해진다

　이전에는 매일 신문을 보고 텔레비전의 뉴스 프로그램이나 스포츠 중계 등을 빠뜨리지 않고 시청했는데 최근에는 전혀 관심이 없고 정치 등에 관한 큰 제목의 기사도 읽으려고 하지 않는다. 그리고 메모하던 습관도 없어졌고 책도 읽지 않게 되었다. 배우는 것을 좋아해 자주 말하던 평생 교육이란 신념이 어디론가 사라져버린 상태이다.

　전에는 "안경, 내 안경을 못 봤어?" 하고 자주 물었지만 최근에는 활자로 된 것은 아예 보지 않으므로 안경을 찾는 일도 없게 되었다.

　이것은 전형적인 치매 환자의 무기력한 모습이다. 때로는 본래의 상태로 돌아가는 경우도 있지만 여기에 속아서는 안 된다. 치매라고 생각하고 싶지 않겠지만 현실을 똑바로 직시하는 것이 중요하다.

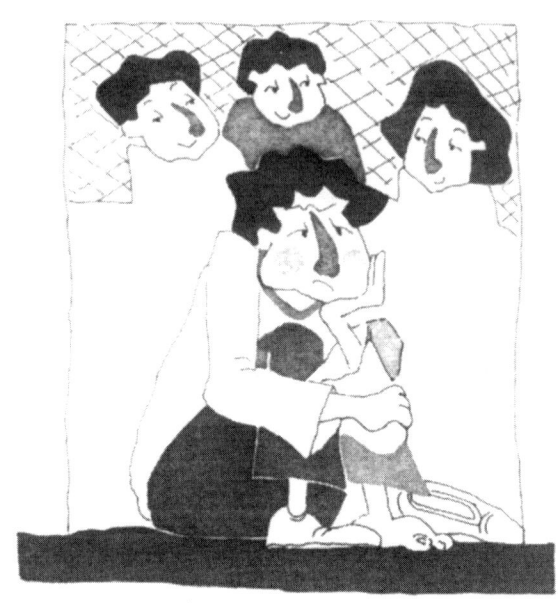

치매에 걸리면 활동적인 사람도 눈에 띄게 의욕 감퇴를 보이고 외출하는 경우가 줄어든다.

아예 외출하지 않게 된다

　최근에는 눈에 띄게 외출하는 경우가 줄어들었다. 흔히 친구들과 게이트 볼을 했지만 그것도 하지 않는다. 골프백은 현관의 한쪽 구석에서 먼지를 뒤집어쓰고 있다.
　올해는 연하장이나 카드 한 장 쓰지 않는다. 친척에게도 전화 한 통 하지 않는다. 아예 밖에 나가려 하지 않고 집에서 멍하니 있는 경우가 많아졌다.

이것은 분명 행동 의욕의 감퇴를 나타내는 것이다. 얼핏 보기에 다른 심리적 요인이 있는 듯 보여 주위 사람도 "괜찮아, 이제 곧 원기를 되찾을 거야"하고 말하게 되지만 그래서는 문제를 지연시킬 위험성이 있다. 외출을 하지 않게 되면 주의를 기울여야 한다.

위험한 행동을 자주 한다

본인이 원해서, 또는 다른 사정으로 혼자 지내는 노인의 경우 치매에 걸리면 큰일을 저지를지도 모른다.

예를 들어 집에 찾아갔을 때 주방이 매우 지저분하게 널려 있고 불 위에 얹혀 있는 것이 타고 있다거나, 가스레인지 주위에 불에 그을린 자국이 있다거나, 가스레인지에 찌꺼기가 달라붙어 있거나 하는 경우에는 치매를 의심해 보는 것이 좋다.

다른 식구가 이웃에 잠깐 가 있을 동안 혼자 집을 지키고 있을 때 소포가 와서 받아 놓는 경우가 있다. 그런데 아무 말도 하지 않아 나중에 알아보니 "집에 계시는 어른께 맡겼는데 말씀하시지 않던가요?" 하는 것이다. 완전히 잊어버리고 있는 것이다.

밤새도록 전등을 켜두거나 목욕탕의 물을 흘러넘치게 하여 이웃 사람이 주의를 주는 것은 그래도 좀 낫다. "집 근처에 수상한 사람이 있다"고 경찰에 신고하여 경찰관이 오고 이웃 사람들이 사정을 알게 되면 여간 난처한 일이 아니다. 이웃에 사는 남자가 밤늦게 귀가했을 뿐인데 무슨 큰일로 생각하여 경찰에 전화했던 것이다. 이제 누군가 곁에서 지키지 않으면 안 될 상태이다.

사랑하는 사람의 죽음은 치매를 부를 수 있다

치매로 배우자를 잃었을 경우 그때까지 보살펴 왔던 아내나 남편도 치매에 걸리거나 슬픔을 극복하지 못하는 경우도 있다. 이런 경우에도 주위 사람들이 주의 깊게 대응해야 한다.

여기에 데이켄이라는 학자가 설명한 슬픔을 극복하는 과정을 소개해 본다. 반드시 어느 기회에 참고가 될 것이다.

슬픔을 극복하는 과정

❶ 정신적 타격으로 인한 마비 상태 : 사랑하는 사람의 죽음이라는 충격에 의해 일시적으로 현실 감각이 마비된다. 일종의 심적인 방어책이다.

❷ 부인 : 이성이 상대방의 죽음을 사실로 받아들이는 것을 거부한다. 고인이 돌아오리라고 생각한다.

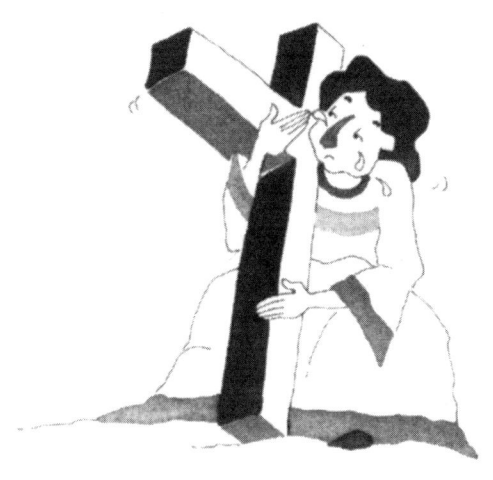

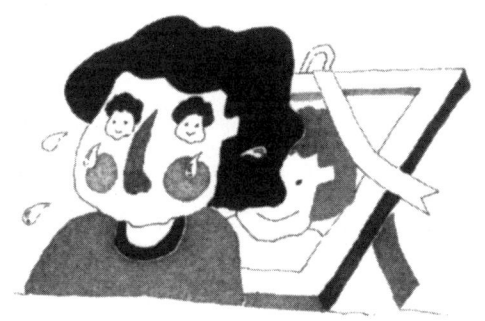

사랑하는 사람들의 죽음에 대한 슬픔을 극복하지 못하면 치매에 걸릴 수 있다.

❸ 당황 : 가까이 있던 사람의 죽음과 직면한 공포 때문에 극도로 당황하게 된다. 슬픔의 과정 초기에 자주 보이는 현상이지만 가능하면 빨리 벗어나도록 해야 한다. 이 상태를 미리 방지하려는 것이 슬픔에 관한 교육(Grief Education)의 목적에서 큰 부분을 차지한다.

❹ 분노와 부당하다는 느낌 : 부당한 괴로움을 당하고 있다고 생각되어 심한 분노를 느낀다. 사랑하는 사람의 죽음에 직접 책임이 있는 인물(교통 사고의 경우 가해자)이 존재하는 경우에는 대상자가 분명해지지만, 일반적으로는 운명이나 종교적인 절대자에 대한 달랠 길 없는 분노로 표현된다. 한편 문화적 · 사회적 조건에 따라 분노의 표현이 억눌러지면 분노가 자기 자신에게로 향하는 경우가 있다. 이것이 심신의 쇠약과 겹치면 비극적 사태를 일으킨다. 주의가 필요하다.

❺ 적의와 원망 : 주위 사람들에게 적의와 원망이라는 형태로 분노가 나타난다. 특히 최후까지 고인 가까이에 머물던 의료 관계자 등이 표적이 되는 경우가 많다. 적의를 받게 되는 사람은 과민하게 반응할 것이 아니라 이해하고 위로해 주는 것이 필요하다. 고인이 섭생을 제대로 하지 않았거나 부주의한 것이 주된 원인일 경우에는 고인의 무책임을 공격하는 것으로 분노를 발산시키는 경우도 있다. "왜 그런 바보 같은 짓을 해서 나를 두고 떠났느냐?" 하는 식이다.

❻ 죄의식 : 슬픔을 대표하는 반응으로 과거에 자신이 했던 언

행을 후회하고 책망한다. 자녀가 죽었을 경우 '왜 그때 안아 주지 못했을까?' 하고 자신을 책망한다. 이러한 것은 이론적 근거가 있는 것이 아니라 정서적 보상 작용의 일종이다.

❼ 공상 형성 : 환상 또는 공상 속에 고인이 살아 있는 것으로 생각하고 실생활에서도 그렇게 행동한다. 고인의 옷이나 방을 그대로 두거나 날마다 저녁 식사를 준비하거나 한다.

❽ 고독감과 우울 : 슬픔의 과정으로서 당연한 것이지만 빨리 극복해야 한다. 주위의 도움이 중요하다. 치매에 최대의 적이 바로 고독이다. 배우자의 사후 2~3년 사이에 치매에 걸리는 경우가 아주 많은 것도 이와 관계가 있다.

❾ 정신적 혼란과 무관심 : 나날의 생활 목표를 잃은 공허함으로부터 어떻게 하면 좋을지 모르게 되고 모든 일에 흥미를 잃는다. 이것도 정상적인 슬픔의 과정이지만 오래 계속되면 위험하다.

❿ 체념과 수용 : 자신의 위치를 깨닫고 현실에 용기를 갖고 맞서려고 노력하기 시작한다. 소극적이 아니라 적극적인 자세가 된다. "저 사람 몫까지 되찾자", "나의 남은 여생은 사회를 위해 바치자" 하고 말하게 된다.

⓫ 새로운 희망 : 농담과 웃음이 되살아난다.

⓬ 극복의 단계 : 사랑하는 사람을 잃은 슬픔을 체험하고 그것을 이겨내어 보다 성숙한 인격자가 된다. 여기에 이르면 치매에 걸리는 경우는 적어진다. 그래도 이렇게 되도록 주위에서도 정성을 다해 협력하는 것이 바람직하다.

치매에 걸린 사람을 보살피는 방법

치매에 걸린 사람의
입장에서 배려한다

치매에 걸려도 자존심은 남아 있다

　자기가 알고 있는 사람, 특히 가족이 치매에 걸린 것을 알게 되었을 때는 이 책의 서두에서도 말한 것처럼 난치병이므로 신중하게 대응해야 한다.
　우선 무엇보다 환자에 대한 배려가 중요하다. 자신으로서는 어쩔 도리가 없는 경우가 많으므로 조금 실수한 것을 나무라거나 대소변을 가리지 못한다고 건강한 사람 대하듯 화를 내서는 안 된다.
　치매에 걸린 사람도 자존심은 강하게 남아 있다. 그러므로 자존심이 상하지 않게 주의를 기울인다. 그러기 위해서는 극단적으로 말해 '배우 기질'이 요구된다. 먼저 상대방의 요구를 들어주고 주위 사람들이 이런저런 역할을 맡아 연기를 하는 것이다.

　병원에 온 환자 가운데 딸에게 바로 전화를 걸고 싶어하는 사람이 있다. 그런 경우 전화 번호를 누르는 것을 도와 주는데 실은 인터폰으로 전화를 거는 것이다. 그리고 요양소의 직원이 딸의 말투를 흉내 내어 전화를 받는다. "약간 목소리가 이상해.", "감기에 걸려 그래요.", "그런가?" 이런 식으로 통화를 한다.

　갑자기 예전에 자신이 자주 묵었던 여관으로 간다면서 외출 준비를 하는 환자도 있다. 이런 경우에도 여행 준비를 갖추어 부랴부랴 역 근처까지 동행한다. 그리고 직원을 보내 차표를 사오게 한다. 잠시 뒤 직원이 돌아와 "사고가 나서 오늘 안으로는 복구되지 않을 것 같습니다"하고 말한다. 물론 철도 회사에 알아본 것이 아니고 거짓말이다. "그래도 좀더 기다려 보자구. 움직일지도 모르잖아"하고 환자가 돌아가려고 하지 않는 경우에는 조금 시간이 지난 뒤 다시 직원을 보낸다. "역시 움직일 것 같지 않습니다." "그렇다면 돌아갈 수밖에 없지." 이렇게 되면 해프닝은 끝이다. 한 시간이 지나면 그 일 자체를 아예 잊어버리기 때문이다.

　또 이런 경우도 있다. 우유를 좋아하는 환자가 문득 우유 팩을 자세히 들여다보더니 '50년 전통의 우유'라고 쓰여진 글자를 보고 화를 냈다.

"아니, 잠깐, 이 우유가 그 팩에 들어 있던 우유인가요?"

"예, 그렇습니다. 마음에 들지 않는 게 있는지요?"

"마음에 들고 안 들고가 아니라 이렇게 오래 된 우유는 전혀 마시고 싶지 않아요"

"이 우유는 방금 들어온 것인데요."

"아니, 잘 보라고요. 여기 50년 전통의 우유'라고 쓰여 있지 않소? 이렇게 오래 된 것을 대관절 어디서 구입한 거요?"

그 환자는 매우 진지하게 이렇게 이야기를 했다.

그래서 직원은 어떻게 대처해야 할까 생각해 보았다.

"그렇게 화를 내실 게 아니라 제 이야기를 들어 보시죠. 실은 50년 전통이란 이 우유 회사가 창업된 햇수예요. 이 우유 회사는 50년 동안 맛 좋은 우유를 생산해 왔어요."

"정말이오? 그럼 당신을 믿고 한번 마셔 보겠소."

"어떻습니까?"

"당산을 믿어도 되겠군요. 하마터면 맛있는 우유를 마시지 못할 뻔했소."

이처럼 그럴 듯하게 자존심을 살려 주는 것이 바람직하다. 다음은 가정에서 치매 환자를 보살필 때 유의할 점을 열거해 보기로 한다.

명예를 손상시키는 말은 하지 않는다

이것은 앞서 설명한 그대로이다. "바보", "안 되겠어", "치매가 늘어만 가니 정말 죽겠어" 등의 말은 환자 앞에서 절대 하지 말아야 한다. 자신의 명예를 부정당하고 싶은 사람은 없다.

수치심에도 배려한다

치매가 진행되어도 명예심이 남아 있는 것과 함께 수치심도 남아 있다. 그래서 난처한 일을 저지르면 '아차!' 하고 느끼게 된다. 예를 들면 대소변을 제대로 가리지 못해 변을 옷에 묻히면 속옷을 벗어 벽장 속에 쳐박아 둔다. 이럴 때 "이런 데 두면 어떡해요"하고 말하지 말고 아무렇지도 않은 듯 "아, 여기 있었네. 어떻게 된거지?" 하는 정도로 얼버무리는 것이 좋다.
 자신이 좋지 못한 짓을 했다고 생각하고 있으므로 가볍게 지나치게 되면 안심한다.
 치매에 걸렸다고 해서 다른 사람 앞에서 기저귀를 바꿔 줘도 부끄러워하지 않으리라고 생각해서는 안 된다. 병풍 같은 것으로 가리거나 누군가가 앞에서 가리게 하여 기저귀를 바꿔 주는 배려가 필요하다.
 다시 말하면 누군가를 만날 때도 아무렇게 내버려 둘 것이 아니라 흐트러진 옷깃을 바로 해주고 립스틱도 발라 주는 정성을 보여야 한다.

사는 보람을 갖게 한다

치매 환자라고 해서 내버려 두는 것은 좋지 않다. 사회에 참여하고 있다는 의식을 갖도록 항상 대화를 하도록 한다. 좋은 일을 하면 칭찬해 주는 것도 중요하다.

가정에서도 "이 컵을 어디로 치웠으면 좋겠는데……", "장롱의 위치를 바꾸었으면 하는데 할아버지 생각은 어때요?" 하고 말을 걸고, 확실한 대답이 없어도 그렇게 한 다음에는 "야, 할아버지 말씀대로 하니까 훨씬 좋아졌어요" 하고 말해 준다.

검진에 동행한다

검진은 치매 환자가 싫어하는 것 가운데 하나이다. 뭔가 좋지 못한 병은 아닐까 하는 불안감이 있기 때문이다.

아무리 말해도 가지 않으려 한다고 해서 그대로 내버려 둘 수는 없고, 어떻게 데리고 갈 방법이 없을까? 그럴 경우 이런 방법을 권한다.

"제가 머리가 좀 아파서 병원에 가려고 해요. 할아버지께서 같이 가주실래요?" 하고 말하는 것이다. 즉 병원에 가야 하는 사람은 할아버지가 아니라 이쪽이라는 인상을 주고, 병원에 도착하면 "모처럼 왔으니까 할아버지도 진찰을 받아 보세요" 하고 말하면 된다.

실제로 의사 앞에서는 의외로 온순해진다. 그뒤는 의사에게 맡기면 된다.

집 안을 정리한다

치매가 진행되어 가면 움직임이 둔해진다. 가중하면 손으로 붙잡고 걸을 수 있도록 배려해 주는 것이 좋다. 또한 시력이 떨어지므로 어두운 곳을 없애고 발 밑에 거추장스러운 물건을 두지 않는다. 카펫의 접힌 부분에 걸려 넘어질 수도 있으므로 주의한다.

아무래도 누워 있는 경우가 많게 되므로 자주 사용하는 물건은 손닿는 곳에 두도록 한다. 방의 넓이는 4평 정도가 바람직한데 이것은 의사가 왔을 때 곁에서 시중들 필요가 생기는 경우 등 언제라도 대응하기 쉽게 하기 위해서이다.

만약 30, 40대에 집을 지으려는 계획이 있다면 노인을 위해서만이 아니라 자신의 장래를 위해, 또는 새로 이사하게 될 가족에 대한 배려로도 노인이 지내기 편리한 방을 설계해 두면 도움이 된다.

간호인의 건강을 유지한다

치매 환자나 자리에 누워 있는 노인을 보살피다가 간호하는 사람이 쓰러지게 되면 비극은 더욱 커질 뿐이다. 더 이상 비극이 일어나지 않게 여러 사람이 교대로 간호하는 것이 좋다.

그것이 불가능하면 1주일에 한두 번이라도 교대해 주어야 한다. 요즘은 간병인을 구할 수 있어 가능한 일이다.

또한 한 주일의 일정을 정해 놓는 것도 간호하는 사람의 노력을 줄여 주는 방법이다. 쇼핑할 물품은? 의사를 부르는 날은? 목욕시키는 날은? 등등.

여하튼 간호하는 사람이 차례로 쓰러져서는 큰일이다. 당연한 일이지만 모든 가족이 서로 협력하는 것이 중요하다.

가정의를 정해 둔다

아무것도 알지 못한 채 치매 노인과 부닥치게 되는 것보다는 마음 편하게 점차적으로 상황을 파악하는 것이 좋다. 그러기 위해서는 하루 빨리 좋은 가정의를 찾아야 한다. 환자의 상태를 잘 알고 있으면 때로는 전화로 지시를 받아도 많은 도움이 된다. 더불어 가정에서 환자를 보살필 때의 마음가짐도 중요하다.

가정에서 보살필 때의 마음가짐
1. 노인의 입장에서 친절하게 대한다.
2. 체념하지 말고 끈기 있게 노력한다.
3. 되풀이되는 이야기도 들어 준다.
4. 이야기할 때 목소리를 낮춘다.
5. 어려운 내용은 피한다.
6. 몸을 만져 준다(스킨십).
7. 재활을 잊지 않는다.
8. 스스로 움직이게 하는 것을 목표로 한다.
9. 언제나 의욕을 북돋워 준다.

미끄러지지 않게 주의한다

방 넓이는 3, 4평 정도가 좋다. 실내에 계단이 있는 집이라면 응급시나 피난을 고려하여 일층의 햇볕이 잘 드는 곳을 환자의 방으로 정한다. 화장실이나 욕실에 출입할 때 붙잡을 수 있는 것을 마련하고 바닥은 높낮이가 없게 한다. 미끄러짐에도 주의를 기울이고 가구는 잘 정리해 둔다.

몸져눕지 않기 위한 10개 조항
 1. 뇌졸중과 골절을 예방하는 것이 몸져눕게 되는 것을 피하는 첫걸음이다.
 2. 과도한 안정은 역효과를 초래한다. 몸져눕는 것은 누워 지내는 것으로부터 시작된다.
 3. 재활은 빨리 시작하는 것이 효과적이다. 먼저 침대 위에서부터 시작한다.
 4. 일상 생활에서의 재활은 식사와 배설을 스스로 하는 것에서부터 시작된다.
 5. 아침에 일어나면 먼저 옷을 갈아입고 몸을 단정히 한다. 침식을 구분하여 생활에 변화를 준다.
 6. 자립하는 마음가짐을 심어준다. 손을 내밀어 먼저 도움을 주지 말고, 눈은 떼지 않고 주의 깊게 살핀다.
 7. 침대에서 휠체어로 옮긴다. 즉 행동 범위를 넓힌다.
 8. 손으로 붙잡을 수 있는 것을 만들고 높낮이를 없애 생활하기 쉽게 한다(여러 가지 아이디어를 발휘한다).
 9. 가정에서나 사회에서 웃음을 잃지 말고 모두 지켜 주자.
 10. 기계를 이용하는 훈련 등 전문 기관의 서비스를 적극 활용한다.

몸져누운 노인을 간호하는 기본 자세

1. 병의 치료를 이유로 다른 사람에게 물심 양면으로 지나치게 도움을 바라지 않는다.
2. 혼자 할 수 있는 일은 스스로 처리하게 하고 지나치게 보살피지 않는다.
3. 의욕을 북돋우기 위해 여러 가지 방법을 연구한다.
4. 노인의 몸이 된 듯한 마음으로 보살핀다.
5. 간호로 피로해지지 않도록 계획을 세운다.
6. 주위 사람들과 협력하고 서로 이해한다.

몸져눕기 쉬운 병

1. 뇌졸중(위험 요소가 있으면 미리 제거하여 예방한다).
2. 만성 관절 류머티즘, 신경통.
3. 골절, 특히 대퇴골 경부 골절.
4. 운동 저하 증후군(폐용성 위축) : 근 위축, 근력 저하.
5. 허킨슨 증후군, 기타 퇴행성 질환.

몸져눕는 상태가 되면 여러 가지 질병이 초래된다

1. 지능이 저하되어 치매에 걸리기 쉽다.
2. 욕창(발열, 체위 교환 제한, 감염, 패혈증, 저단백혈증).
3. 폐렴(심하성 폐렴, 만성 호흡기 감염성).
4. 요로 질환(만성 요로 감염증, 복잡성 요로 감염증, 당뇨).

5. 실금(욕창의 악화에 수반된다), 근력 저하, 근 위축, 관절 구축.

6. 부동성 골 조송증(요배통, 골절).

치매에 걸린 사람과의 대화법

치매증 노인
전문 요양소로부터의 보고

　필자가 근무하는 치매증 노인 전문 병원의 입원환자들과 실제로 어떻게 접촉하며 대처하고 있는지를, 치매 환자들의 대화를 중심으로 한 간호 담당자의 보고를 통해 살펴보자. 치매 환자가 있는 가정에 참고가 될까하여 소개한다.

환자는 사소한 일로도 행복해 한다

　D씨(74세)가 간호실 앞에 와서 "우리 집 전화번호를 모르겠어. 집에 전화를 걸고 싶은데 여기서 알 수 있을까?" 하고 지팡이를 짚은 채 종이를 들고 말했다.
　"알겠어요. 간호실의 전화 311번을 돌리세요. 아니, 제가 할

게요. 예, 전화 연결되었습니다."

"여보세요, 난 ○○인데……."

"예, 여기는 ○○입니다."

"전화 받는 사람은 누구지?"

"예, 저는 ○○씨 댁의 파출부입니다."

"예, 이번에 ○○씨 댁의 전화번호가 바뀌었습니다. 311번이에요."

간호실에는 두 대의 전화가 있다. 이 전화기는 모두 인터폰으로 외부와는 통화할 수 없다. 그 두 대의 전화기로 '전화 놀이'를 하는 것이다. 간호사가 책상 뒤에 숨어 전화를 받고 있는 줄 모르고 진지하게 통화를 하는 D씨를 보며 나는 전화번호를 종이에 적어 주었다.

환자는 그런 사소한 일로 만족스러워한다. 보통 사람이 보면 전혀 다르게 보겠지만 D씨가 행복해하므로 나는 좋은 일이라고 생각한다.

꿈속에서는 생존해 있는 남편과의 대화

○씨(71세)는 마음속 깊이 남편을 사랑해 왔다. 그는 6년 전에 남편이 세상을 떠난 것을 완전히 잊어버리고 있다. 그래서 언제나 '꿈속'의 남편과 이야기를 나누고 우리에게도 알려 준다.

날마다 "출장 준비를 해드려야 하기 때문에 너무 바빠요" 하고 이야기한다. 복도에 나와서도 남편과의 추억담은 끊이지 않으며 말솜씨가 좋은 ○씨는 각색까지 해서 정말 재미있게 간호사들에게도 들려 주는 것이다. 그래서 날마다 이런 대화와 행동이 재미있게 진행된다.

○씨: "아, 안녕하세요. 우리 남편이 출장 가서 아직 돌아오지 않았다우. 대관절 어떻게 된 일인지 모르겠어."

간호사: "할머니, 오늘은 할아버지 일은 잊으시고 다른 분들과 함께 가시지 않겠어요? 그럼 기분도 훨씬 좋아지실 거에요."

○씨: "그래. 때로는 나도 자유롭게 돌아다녀야 해."

간호사: "할머니, 걱정하지 마세요. 여기 계산은 모두 할아버지께서 하실 거라고 하셨어요."

○씨: "정말? 역시 우리 영감은 멋져."

그러고는 언제나 다름없는 웃음 띤 얼굴로 되돌아와 기쁘게 커피를 마시기 시작했다.

기저귀 교환은 조용하게 한다

S씨(79세)는 정년 퇴직한 회사의 지사장 시절에 그대로 머물러 있다. 그는 "지사장님" 하고 부르지 않으면 결코 대답하지

않는다.

　지사장: "어이, 이봐."

　간호사: "예, 지사장님. 왜 그러십니까?"

　지사장: "오늘 밤은 좀 이상해. 내 몸이 꽉 묶인 듯해."

　간호사: "그럼 큰일이군요."

　지사장: "큰일이라고 하면서 그냥 지나칠 게 아니야. 반드시 이변이 일어나고 있는 거라니까."

　간호사: "그럼, 더욱 큰일이로군요. 어떤 이변입니까?"

　지사장: "이봐, 내가 아무리 지사장이라도 지금부터 일어나려는 이변을 알 수가 없어. 알지 못하니까 이변이지."

　간호사: "알겠습니다."

　지사장: "자네와 나는 10년 전부터 지사장과 사원 사이였지. 그런 것도 모르면 안돼."

　간호사: "예, 죄송합니다. 지사장님, 커다란 이변이 일어났다는 것을 잘 알겠습니다."

　지사장: "그래. 내가 말한 그대로라고. 이런 이변(기저귀 속에는 대변이 가득 차 있다)이 생겼으니……

　간호사: "지사장님께서 말씀하신 이변이란 이것입니까? 죄송합니다. 당장 따뜻한 물로 깨끗하게 씻어 오겠습니다."

　지사장: "미안해. 10년이나 같이 일했으니 내 일을 잘 알거야. 미안."

　간호사: "지사장님께서 사과하실 일이 아닙니다. 언제나처

럼 당당하셔야죠."

　지사장: "더욱 고마운 말이야. 앞으로도 계속 나를 도와 줘."

　기저귀를 교환할 때마다 소란을 피우던 S씨였지만 이번에는 그렇게 조용히 빠르게 기저귀 교환이 이루어졌다.

　가정에서 치매증 환자를 보살피는 경우도 마찬가지이다. 때로는 너그러운 마음씨와 배우 기질이 중요시되는 때가 있다. 치매에 걸린 사람의 입장이 되어 보살피는 것이 바람직하다.

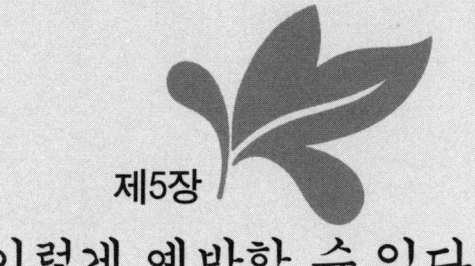

제5장
치매 이렇게 예방할 수 있다

치매 예방을 위한 12개 항목

조기 발견으로
치매를 예방한다

치매에 걸리기 전에 예방한다

치매가 완전히 진행되어 치매 증상이 나타나면 치료나 대책이 매우 어렵다는 것은 지금까지 여러 번 이야기해 왔다. 치매는 조기 발견이 가장 중요하다. 경증인 경우에는 여러 가지 치료와 대책으로 낫게 하는 것도 가능하다.

지금까지 '치매의 분석'으로부터 '치매 정도 테스트', '치매를 발견하는 방법', '가정에서 보살피는 방법'까지 소개했다. 여기에서는 치매에 걸리지 않기 위한 '치매 예방법'을 알아보기로 한다. 치매는 일상 생활의 식생활을 비롯해 행동이나 의식을 점검하여 개선하는 데 노력함으로써 예방할 수 있다. 우선 다음 표의 '치매에 걸리지 않기 위한 12개 항목'으로 자신

:: 하시즈메식 - 치매에 걸리지 않기 위한 12개 항목

	점검 사항
1	자신의 혈관을 튼튼하게 관리한다.
2	가정의를 정해 둔다.
3	정기적으로 건강 진단, 성인병 검사를 받는다. • 당뇨병과 치매의 위험 요인 • 고지혈증과 치매의 위험 요인 • 고혈압과 치매의 위험 요인 • 통풍과 치매의 위험 요인 • 류머티즘과 치매의 위험 요인 • 심장병(특히 판막 장해가 합병되어 있는 사람)과 치매의 위험 요인 • 동맥 경화와 치매의 위험 요인
4	체력 유지를 위해 운동을 한다. • 산책 : 언제 어디서나 혼자 할 수 있는 운동의 기본이다. • 달리기 : 체력 유지에 이상적이다. • 체조 : 체조 프로그램을 따라한다. • 골프 · 댄스 : 동료와 즐기는 가운데 실력이 향상된다.
5	오감을 발달시킨다. • 촉각 : 치매에 걸려도 최후까지 남아 잇는 감각이다. • 청각 : 연마하는 대로 성장한다. • 시간 : 약한 사람에게는 위로를 한다. • 미각 : 즐기면서 노력한다. • 후각 : 신참자를 이해하고 발달시킨다.
6	80% 정도만 배를 채우고 여러 종류를 섭취하는 식생활을 한다. 짠 음식과 과식은 피한다.
7	고독을 피한다. • 치매에 걸리게 되는 최대의 요인은 고독이다. • 혼자 지내면 치매로 이끄는 나태한 생활에 빠지기 쉽고, 질병의 발견이 늦어지고 자기 관리가 어렵다.

	점검 사항
8	삶의 목표를 가진다. • 흥미와 기쁨을 느낄 수 있는 취미를 가진다.
9	규칙적이면서 융통성 있는 생활을 한다.
10	사물에 관해 메모하는 습관이 몸에 배도록 한다.
11	훌륭한 마음가짐을 갖도록 한다.
12	새로운 모험에 도전한다. • 자격증을 취득하거나 다른 사람을 위해 노력한다. • 자원 봉사 활동을 한다.

이 일상 생활에서 얼마나 주의를 기울이고 있는지를 점검한다. 그런 다음에는 12개 항목과 관련하여 하나하나 다음과 같이 주의를 기울이도록 한다.

술·담배는 치매의 커다란 요인이다

두뇌의 기능이 유지되기 위해서는 뇌의 혈류량이 반드시 정상적이어야 한다. 혈관에 손상을 입혀 동맥 경화의 요인을 만들어주고 결과적으로 뇌혈관 장해라는 문제를 일으켜 치매로 진전하게 되는 경우가 많으므로 평소에 혈관에 손상이 가지 않도록 주의할 필요가 있다.

그러기 위해서는 우선 담배를 끊어야 한다. 담배가 해롭다는

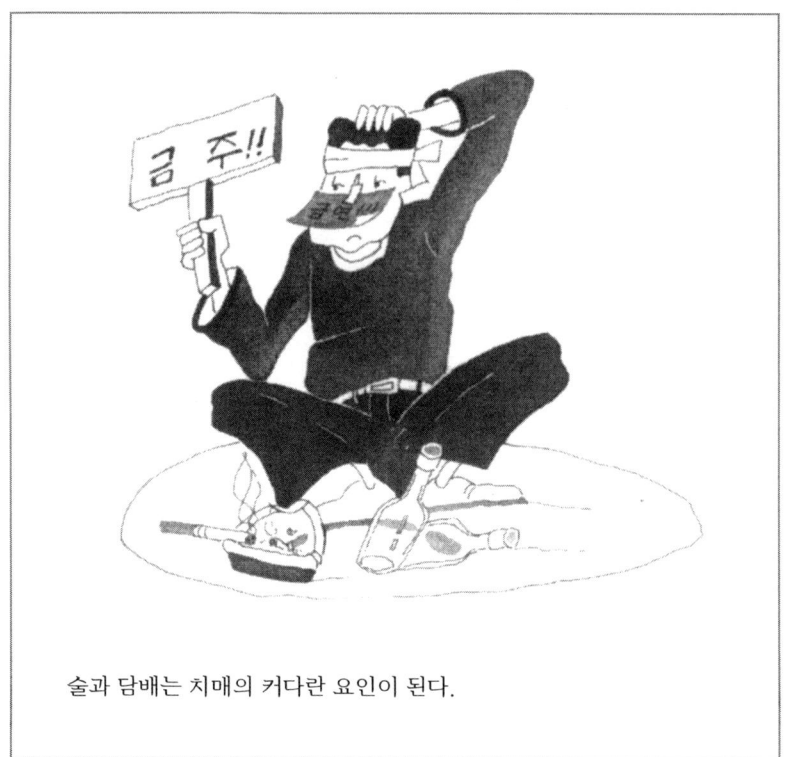
술과 담배는 치매의 커다란 요인이 된다.

것은 알고 있지만 좀체로 끊지 못하는 사람이 많다. 담배는 원래 기호품이므로 우리들의 생활 가운데 악센트가 되며 사치품이기도 하다. 그런 것이 우리의 신체에 악영향을 미치는 것이다.

흡연으로 섭취되는 물질 가운데 가장 나쁜 것이 니코틴이다. 니코틴을 정맥 속이나 흡연 경로에 투여하면 어느 경로에서나 심장 박동 수의 증가, 혈압 상승, 체온의 저하 등이 나타난다. 이것은 니코틴이 혈관을 수축시키기 때문에 일어나는 현상이다.

흡연이나 니코틴이 동물이나 사람에게 일으키는 효과에 대한 정신 약리학적 연구를 통해 밝혀진 사실에 의하면 사람의 흡연 행동에는 약물 의존이라는 특징이 있음이 나타났다.

담배 의존증, 즉 니코틴 중독의 진단 기준은 담배 사용에 의해 얻어지는 니코틴 등의 효과를 경험하고 있기 때문이거나 그것을 사용하지 않으면 일어나는 불쾌감을 피하기 위해 그것을 지속적으로 또는 주기적으로 사용하려는 일종의 충동 행위나 반응을 말한다.

이러한 흡연에 의해 섭취되는 물질 가운데 니코틴이 용량에 따라 작용하면서 흡연 행동을 유발시킨다.

자각 증상으로는 모르핀이나 코카인과 비슷하게 가래, 현기증, 구토 등이 생기고 나른한 기분이 든다. 니코틴은 뇌나 말초 조직에 도달하기까지의 시간이 짧으며, 담배를 피우는 사람은 그 빈도, 지속 시간, 흡입량을 자유로이 조절할 수 있는데 바로 이것이 가장 큰 문제이다.

습관성이 된 흡연을 중지하면 구토, 초조감, 집중력 저하, 변비, 체중 증가 등의 증상이 생긴다. 이러한 증상은 개인마다 차이는 있지만 24시간 이내에 시작되어 수주일에서부터 수개월까지 계속된다.

흡연자들이 생각하는 것처럼 흡연하고 있는 동안에는 초조감이 없어지고 집중력이 좋아지느냐 하면 그렇지도 않다. 중독이라고 말하는 것은 바로 그 때문이다. 담배에 의존하게 되면 더욱 담배를 끊기가 어려워진다.

'술은 백약의 으뜸' 이라는 말이 있다. 아마도 간장이 튼튼한 사람이 자신의 음주 실력을 정당화하기 위해 만들어낸 말일 것이다. 흔히 막걸리는 쌀로 만들기 때문에 영양이 풍부하다거나 맥주는 칼로리가 높아 좋다고 말하는 사람이 있지만 이것은 핑계일 뿐이다.

영양이란 균형잡힌 식단을 통해 섭취하는 것이다. 식욕 촉진제나 스트레스 해소를 위해 존재하는 술을 '즐긴다'는 태도로 마시기 바란다.

언제라도 상담할 수 있는 가정의를 둔다

혈관을 손상시키는 병, 뇌 혈관 장해를 일으킬 가능성이 높은 병을 제대로 다스리지 않으면 치매에 걸리기 쉽다. 예를 들어 고혈압, 고지혈증, 당뇨병, 통풍, 류머티즘 등의 요원병, 심장병(특히 판막 장해가 합병되어 있는 사람)등에 걸린 사람은 특히 치매에 걸리지 않게 주의를 기울여야 한다.

현재 지니고 있는 질병을 제대로 다스리는 것도 중요하지만 새로운 질병에 걸리지 않게 예방하는 것도 대단히 중요하다. 그러기 위해서는 가정의를 정해 두는 것이 좋다. 언제라도 상담할 수 있는 의사가 가까이 있으면 안심이 된다.

만약 치매가 시작되었다면 더욱 가정의에게 상담을 받아야 한다. 그런 경우 어떤 지시를 받아야 할까? 예를 들면 다음과 같은 것들이 있다.

첫 번째로, 뇌졸중의 재발을 예방한다. 즉 뇌졸중을 일으킬 수 있는 위험 인자를 제거하고 콜레스테롤을 조절한다. 이는 동맥경화나 당뇨병, 혈압을 관리하는 것이다. 혈소판이 혈관 속에 고착되지 않게 하는 항혈소판 약도 효과가 있다. 그리고 본래 혈압이 높은 사람은 혈압을 조금 높게 유지해 가는 방법을 취한다. 혈압이 낮아지면 머리 속의 피 순환이 나빠지기 때문이다. 약을 사용하여 혈압을 약간 높게 유지함으로써 머리 속의 피가 잘 순환되도록 한다.

두 번째로는, 자발성을 회복시킨다. 즉 재활 요법으로 의욕을 북돋운다.

세 번째로는, 지적 기능 장해를 개선한다. 뇌에 남아 있는 세포를 자극시켜 활동하게 한다.

네 번째로는, 항치매 약의 사용에 관한 지시를 받는다. 아직 확실하게 효과를 발휘하는 약은 없다. 물론 수십 종의 약이 있어 의사는 치매 증상에 따라 약을 사용하고 있다. 그러나 약이 많다는 것은 도움이 될 만한 약이 없다는 증거이다.

정기적으로 건강 진단을 받는다

많은 경우 성인병이 치매로 이어진다는 것은 앞에서도 지적했다. 그러므로 가정의를 정하기 이전에 직장이나 사회에서 실시하는 정기 검진에 적극적으로 참여하는 게 중요하다.

다음에는 여러 가지 성인병과 치매의 관계에 대해 살펴보기로 하자. 우선 당뇨병, 고지혈증, 고혈압, 동맥경화, 심장병 등의 성인병을 검토해 본다.

성인병이란 중년 이후에 나타나는 병을 말한다. 또한 서서히 발생하여 결과가 중대해지는 병, 그리고 자각 증상 없이 꾸준히 진행된다는 특징을 갖고 있다.

당뇨병

당뇨병에 걸리면 온몸의 혈관이 약해지며 그 결과 당노병성 신증, 당뇨병성 망막증, 당뇨병성 신경증, 당뇨병성 괴저와 같은 합병증이 나타난다.

당뇨병성 신증이란 신장의 혈관이 동맥 경화를 일으켜 신장의 기능이 떨어지는 병이다.

당뇨병성 망막증이란 망막의 혈관이 경화되어 눈에 혈액이 잘 흐르지 않게 되는 질병으로, 카메라로 비유하면 필름이 제대로 돌아가지 않는 상태이다. 그 결과 실명한다.

당뇨병성 신경증이란 무릎 아래 부분에 분포되어 있는 신경

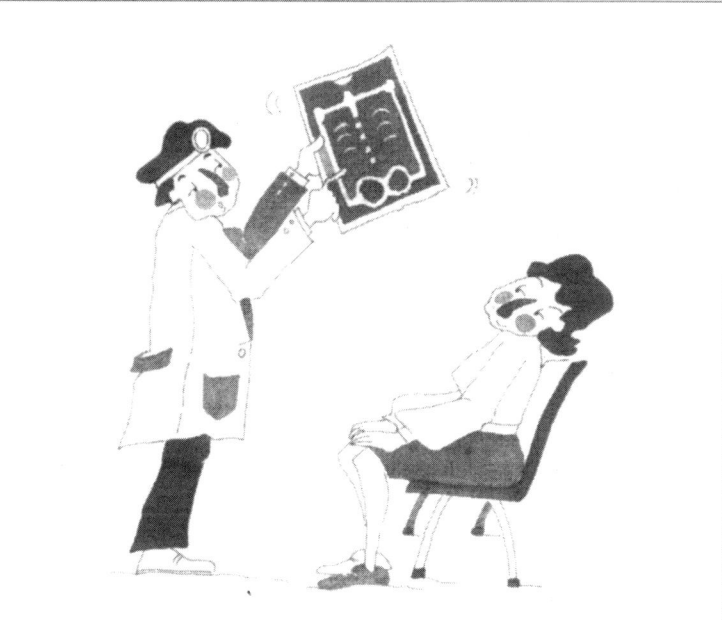

대부분의 성인병은 자연스럽게 치매로 이어진다. 정기적으로 자신의 몸을 진단하고 관리하는 노력이 필요하다.

에 영양을 공급하는 세동맥의 혈액이 원활하게 흐르지 못해 신경의 영양 실조가 원인이 되어 무릎 아래 부분이 저리거나 마비되는 질병이다.

당뇨병성 괴저란 피부가 헐어버리는 병으로 특히 발의 혈관이 동맥 경화를 일으켜 발에 충분한 피가 흐르지 않게 된다. 혈행 장해로 발의 색깔이 변한다. 차가워지면 통증이 생기며 결국에는 발이 썩어 절단해야 하는 경우까지 이른다.

이런 것들은 모두 당뇨병에 뒤따르는 혈행 장해로 일어나는 병이다.

또한 당뇨병에 걸리면 뇌의 혈관도 단단하게 굳어지므로 여기에서도 피의 흐름이 나빠지거나 혈관이 파괴된다. 치매에 걸리는 것은 바로 이 때문이다.

고지혈증

혈관의 안쪽에 있는 막에 지방이 쌓이는 증상으로 혈관이 좁아져 혈액의 흐름이 나빠짐과 동시에 혈관이 약해진다. 머리의 동맥 경화도 진행되며 간장과 신장의 기증도 저하된다. 이로 인해 치매가 진행된다.

고혈압

혈압이 높으면 혈액의 흐름이 좋아지므로 별문제가 아니라고 생각할 수도 있다. 그렇지만 호스로 물을 뿌릴 경우를 생각해 보자. 지나치게 수압이 높으면 호스가 견디지 못한다. 이것과 마찬가지이다. 고혈압의 경우는 호스가 아니라 혈관에 부담이 간다. 혈관이 늘어지는 상태가 되는 것이다. 그러면 경화가 빨라진다. 그리고 압력이 높개 때문에 약해져 있는 혈관이 파열되기 쉽다. 치매에는 주의해야 할 증상이다.

동맥 경화

이것은 앞서 이야기한 여러 성인병의 결과로 나타나는 증상 중의 하나이다.

심장병

심장에 병이 생기면 온몸에 흐르는 혈액의 양이 줄어든다. 장기의 기능은 저하되고 운동을 하면 숨이 가빠지기 때문에 몸을 움직이지 않게 된다. 결국 치매에 안 좋은 영향을 끼친다.

판막증의 경우는 심장 속에 혈전이 생기기 쉽다. 그 혈전이 벗겨져 심장으로부터 뇌로 들어가면 뇌경색을 일으킨다. 치매에 걸릴 위험이 있는 상태이다.

치매를 예방하는 신체 단련으로는 체조가 가장 좋다

"건전한 정신은 건강한 육체에 깃들인다"는 말이 있다. 신체가 허약하거나 어딘가 부자유스러운 데가 있으면 일상 생활에서 여러 가지 제약을 받게 된다. 활발하지 못한 소극적인 생활은 치매를 유발하므로 힘차게 활동할 수 있는 신체를 유지하는 것이 중요하다. 언제 어디서나 혼자서도 할 수 있는 운동이 치매 예방에 효과적이다.

체력을 유지하기 위한 운동의 기본 원칙으로는 우선 하루 중

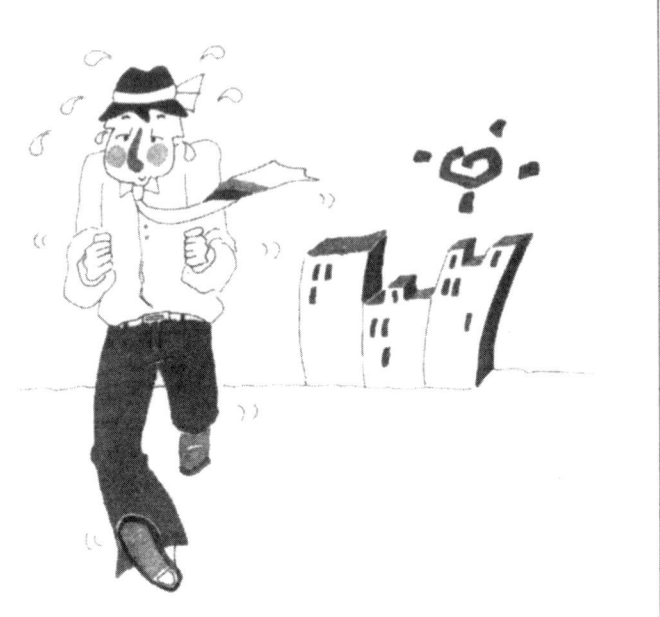

치매를 예방하기 위해서는 언제, 어디서나, 혼자서도 할 수 있는 운동을 배워 꾸준히 하는 것이 필요하다.

언제, 어느 때라도 할 수 있는 운동이어야 한다.

둘째로, 특수한 시설이 없으면 안된다거나 넓은 장소가 필요하다거나 하는 것이 아니라 집 안에서도, 역의 계단에서와 같이 어디서든 할 수 있는 운동이어야 한다.

셋째로, 상대가 없어도 할 수 있어야 한다.

이것이 체력을 유지하는 운동의 3원칙이다.

특히 달리기가 체력을 유지하는 데는 이상적이다. 그리고 체조는 신체 단련을 위해 가장 이상적이다. 몸의 구석구석까지 움직이게 할 수 있기 때문이다. 물론 '언제나' '어디서나' '혼자서도' 라는 기본 3원칙에도 합치된다.

그 밖에 동료가 필요한 것이지만 게이트 볼, 골프, 댄스 등은 실력 향상의 만족감도 느낄 수 있다.

오감을 골고루 발달시킨다

인간의 몸은 오감이 자극되지 않으면 정상적으로 움직이지 않는다. 어둡고 아무 소리도 없는 세상을 생각해 보라. 그런 곳에서는 정상적으로 감성을 기르는 일이 불가능할 것이다. 오감으로부터의 자극이 우리들의 정신을 어떻게 정상적으로 유지시키게 될까? 오감 하나하나의 특징과 그 감성을 기르는 법을 생각해 보기로 하자.

촉 각

이 감각은 나이가 들어도 최후까지 남아 있다. 촉각은 피부와 점막 어디에나 있다. 입술은 물론 혀, 잇몸에도 촉각이 있다. 손으로 만져 본다는 것은 손에 촉각이 있기 때문에 이루어지는 행위이다. 목욕탕에 들어갈 때 온도를 느끼는 것도 촉각의 움직임 때문이다.

그런데 피부가 건강하지 않으면 촉각이 둔해진다. 그래서 피부의 관리가 중요시된다. 촉각을 오래 유지시키기 위한 훈련도 필요하다. 물건을 만질 때는 항상 지금 무엇을 만지고 있는지를 분명하게 자각하는 것이 좋다.

청각

이 감각은 기르면 기를수록 성장하는 감각이다. 귀를 기울여 음악을 듣고 음의 고저, 음색을 이해하는 것이 바람직하다. 좋은 소리를 들으면 정신 활동이 높아진다.

시각

시력이 좋으면 활자로부터 멀어지는 것을 막을 수 있다. 눈으로 보는 즐거움은 세상에 많다. 눈이 좋으면 그 즐거움을 만끽할 수 있다. 또한 외부와 접촉하고 자기 향상을 도모하는데도 시력이 필요하다. 부자연스러운 자세로 책을 읽는 것은 좋지 않다. 오랫동안 눈을 사용할 때는 도중에 휴식을 취해야 한다. 백내장에 특히 주의해야 한다.

미각

미각은 15세 때 초고조로 발달하고 그 이후에는 쇠퇴한다. 그러므로 쇠퇴하지 않도록 노력해야 한다. 예를 들면 음식을 먹을 때 음식을 하나하나 맛있게 먹어야 한다. 이것은 당연한 말이지만 누구나 다 그렇게 하는 것은 아니다. 자녀에게 음식을 먹일 때도 그렇다. 세 가지의 음식을 한꺼번에 입에 넣으면 맛이 뒤섞여 알 수 없게 된다. 음식물 하나하나의 맛을 소중히 하자. 이것이 미각을 쇠퇴하지 않게 하는 요령이다.

후 각

오감 가운데 검사 방법이 충분히 발달되지 않은 감각이다. 일본에서는 향을 피우고 서양에서는 포푸리라는 향 단지를 베개 밑에 넣어 숙면을 유발시키기도 한다. 후각을 자극시키면 정신적인 안정이 얻어진다. 냄새 맡는 것도 생활에 적극적으로 도입하면 좋을 것이다.

과식하지 않는다

식사의 기본에 대해 이야기 해 보자. 나이가 들면 혀 위의 맛을 느끼는 미뢰가 차츰 쇠퇴한다. 특히 짠맛과 신맛을 느끼는 미뢰의 수가 현저하게 감소하기 때문에 차츰 짜게 먹는 경향이 있다. 또한 짠맛은 쌀을 주식으로 하는 민족에게는 숙명적인 관계에 있다. 소금을 첨가한 밥이나 반찬을 맛있게 먹기 때문에 더욱 문제가 된다. 흰밥에 된장과 나물만으로도 맛있게 먹을 수 있다. 최근에는 밥을 배불리 먹어야만 만족하는 사람이 드물어졌다. 이것은 매우 좋은 현상이다. 80% 가량만 배를 채우고 여러 가지 음식을 섭취하는 식생활이 이루어져야 한다.

여기서 노화 방지를 위한 식생활이라는 측면에서 장수하는 노인들의 식생활을 연구한 곤도 쇼지 박사의 연구 결과를 살펴보기로 하자.

첫 번째, 쌀의 편식과 과식을 삼간다. 쌀은 그 자체가 맛있다. 그래서 많이 먹게 된다. 그리고 쌀에는 소금기가 있으므로 쌀을 주식으로 삼는 민족은 필연적으로 염분을 많이 섭취하게 된다. 쌀을 많이 먹으면 영양소가 풍부한 반찬을 적게 먹게 되는 경우도 생긴다.

두 번째, 육류, 어류, 달걀, 콩을 날마다 먹는다.

세 번째, 채소를 많이 먹는다. 겨울철에는 채소가 많지 않다. 그래서 저장해 두었던 장아찌를 먹게 되는데 이로 인해 다시 염분을 많이 섭취하지 않게 한다.

염분을 많이 섭취하는 것은 추운 지방의 숙명일까? 세계에서 가장 소금 소비량이 적은 인종은 에스키모인이다. 하루에 5그램 밖에 먹지 않는다. 왜 그럴까? 얼음이 냉장고 역할을 하기 때문에 소금을 이용해 음식물을 보존할 필요가 없기 때문이다.

네 번째, 기름을 날마다 조금씩 먹는다. 특히 생선 기름이 좋다. 즉 생선을 먹으면 된다. 에스키모인도 생선, 고래, 해달 등의 기름을 사용한다. 기름으로 저장했다가 주식에 넣어 맛을 낸다.

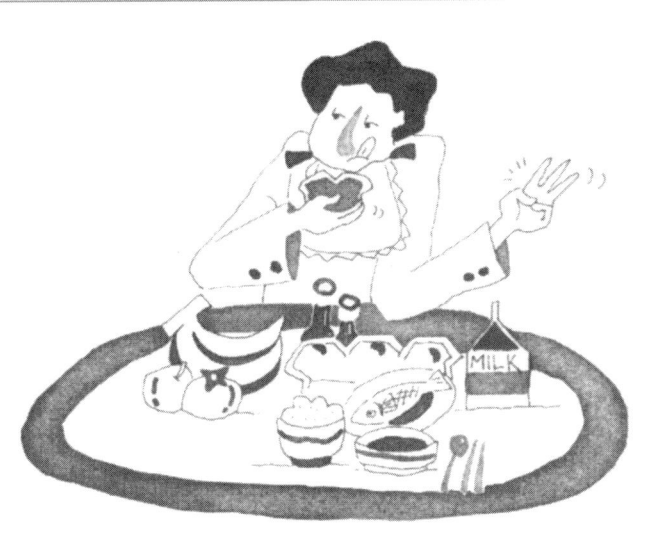

치매를 예방하기 위해서는 나쁜 식습관을 바꾸는 게 중요하다. 식사는 하루 3회 이상으로 소량씩 섭취하고 다양한 종류의 음식을 골고루 먹는 게 좋다.

다섯 번째, 해초를 자주 먹는다. 해초에도 중요한 영양소가 들어 있으며 맛도 뛰어나다.

여섯 번째, 가급적 우유를 많이 마신다. 우리가 다음 세기로 넘겨 해결을 기다려야 할 주된 병 세 가지는 치매, 몸져눕게 되는 것, 골조송증이다. 골조송증으로 뼈가 약해지면 허리와 등, 어깨가 아프고 걸을 수 없게 되거나 골절이 생긴다. 그래서 몸져눕게 된다. 그 예방법으로 우유를 마시는 것이 좋다. 어릴 때부터 우유를 마시는 습관이 있는 사람과 그렇지 않은 사람과는 뼈의 강도에 뚜렷한 차이가 있다.

일곱 번째, 과일도 좋은 식품이지만 과일에 의존해 채소를 경시하지 않는다. 과일과 채소를 구별할 수 있는가? 채소는 한해살이 식물이고, 과일은 여러해살이 식물이다. 오이, 가지, 토마토등이 한해살이 식물이다. 과일과 채소는 함유하고 있는 성분이 다르다. 과일에는 당분이 많기 때문에 당뇨병 환자에게는 주의가 필요하다. 그러나 과일도 좋은 식품이다.

주위 사람들과 화합하며 지낸다

치매를 일으키는 최대 원인은 고독이다. 이것은 혼자 지내기 때문에 고독하다거나 가족과 함께 지내기 때문에 고독하지 않다는 것이 아니다. 혼자 지내더라도 적극적으로 사회 참여를 하고 여러 친구들과 사귀며 자기 발전을 도모하면서 즐거운 생활을 보내면 고독하지 않다. 반대로 가족이 많더라도 가족 사이에서 아무런 역할도 하지 않고 다른 사람들과 사귀지도 않으며 멍하니 세월을 보내고 있으면 그것이 고독한 것이다.

다른 사람과 교류하는 생활을 하려는 것은 인간의 본능이다. 원래 고립되어 생활한다는 것은 육체적으로나 정신적으로나 매우 불안정하다.

한편 주위 사람들도 정년 퇴직한 사람 등이 고독해지지 않도록 지켜보고 관심을 기울이는 것이 중요하다. 고령자가 고독해 하지 않도록 주위 환경을 만들어 주는 데에도 유의하도록 한다.

그러면 고령자에게 필요한 환경으로는 어떤 것이 있을까? 고령자가 쾌적한 생활을 하기 위해서는 주거상의 요구와 생활상의 요구 조건이 충족되어야 한다.

주거상의 요구

1. 신체 기능이 저하되었을 때의 대비: 구조 변경, 개축, 거실이나 주택 설비의 전용화 등 안전성 중시.
2. 긴급할 때 대응할 수 있는 설비: 전화, 통보 설비.
3. 지역적 편리성: 교통, 물품 구매, 통원치료.
4. 쾌적한 환경: 일조, 통풍, 소음, 전망, 저층, 안전성.
5. 주택의 유지·관리의 지원.

생활상의 요구

1. 각종 상담: 법률, 이재, 경제, 취직.
2. 정보 제공: 문화·교육 강좌의 참가.
3. 건강 관리 및 증진: 의료 기관, 신체 단련 단체.
4. 가사 지원: 파출부.
5. 급식 및 목욕 보조.
6. 보살핌과 간호.

늙어서도 할 수 있는 일을 찾는다

인간이 살아가기 위해서는 삶의 보람이나 목표가 필요하다. 삶의 보람은 그것을 추구하는 사람마다의 이력이나 처지에 따라 달라진다고 생각되지만, 그것이 오래 지속되려면 흥미와 기쁨을 느낄 수 있는 것이어야 한다. 다양한 흥미를 느끼는 것은 자신의 진보나 노력의 결과가 나타나기 때문이다.

취미의 경우 무엇이나 조금씩 할 수 있는 것이 아니라 어느 하나에 정통해 있는 것이 중요하다. 다양하면서 얕은 취미보다는, 바둑이나 장기 등에서는 아마추어 유단자, 다도나 꽃꽂이 등에서는 다른 사람을 가르칠 수 있을 정도의 실력, 악기를 다룬다면 여러 사람들 앞에서 연주할 수 있을 정도의 실력을 목표로 삼는 것이 좋다.

규칙적인 생활을 한다

사회와 가정, 그리고 지역에서 분명한 자기 역할을 가지고 있던 사람이 정년 퇴직을 하게 되면 생활이 완전히 바뀌는 경우가 있다. 극단적으로 표현하면 주말도 없이 바쁜 나날을 보내다가 이제 날마다 휴일이 되는 것이다. 이런 변화가 있을 때 자기의 시간을 엄격히 관리하지 않으면 불규칙한 생활에 빠진다.

나태한 생활은 신체와 정신을 둔하게 만들며 점점 퇴화시키고, 뇌도 활력을 잃게 된다. 이것이 치매의 시작이므로 하루의 시작을 반갑게 맞이하고 하루를 충실하게 보내는 생활을 해야 한다.

메모하는 습관을 갖는다

무슨 글이든 써서 창조의 세계로 들어간다는 것은 멋있는 일이며 뇌에도 좋다. 편지를 쓰는 것을 분석해 보자.

1. 무엇인가를 글로 써서 누구에게 전달하고자 하는 의욕을 갖는다.

2. 어디에(봉함 엽서로 할까, 우편 엽서로 할까) 쓸까를 결정해야 하고 무엇으로(연필, 볼펜, 펜, 또는 붓을 사용할까)쓸까를 결정해야 한다.

3. 전하고자 하는 무엇을 생각해야 한다.

4. 문장의 구성, 표현 방법, 언어의 선택 등 어떤 표현으로 할지 생각해야 한다.

5. 명령이 팔과 손을 움직여 글을 쓰게 된다.

편지는 이처럼 뇌의 수준 높은 기능을 훈련시킨다. 일기나 시 또는 소설을 써서 투고하여 채택되는 기쁨을 누리게 될 수도 있으며, 어쩌면 인기 작가가 되려는 꿈을 꾸고 또 그 꿈을 이룰지도 모른다.

생각이 즐거우면 나이 드는 것도 즐겁다

'이제부터의 인생을 훌륭한 마음가짐으로 보내자.' 이런 기분으로 거리를 걸으면 여러 가지 일이 새롭게 눈에 띈다. 넘어져 있는 자전거를 일으켜 세우거나 바람에 휘날리는 비닐 봉지를 주워 쓰레기통에 넣는다. 길을 몰라 난처해하는 사람이 있으면 길을 가르쳐 준다.

새로운 모험에 도전한다

이제까지 생각지 못했던 새로운 세계로 들어가 보는 모험을 할 생각은 없는가? 무엇인가 특별한 기술을 익혀 그것을 다른 사람들을 위해 사용해 본다. 자원 봉사 활동도 해본다. 자신에게 그런 일이 가능할지 생각조차 하지 않았을 것이다. 여러 가지 꿈을 이야기하는 것, 가능성을 추구하는 것이 인생의 폭을 넓힐 수 있다. 치매와는 무관한 생활을 보내기를 기대한다.

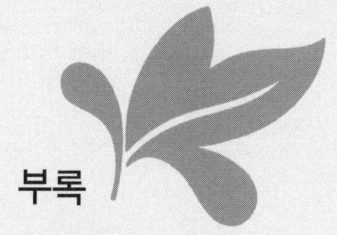

부록
치매 전문 병원 및 요양 시설 안내

✱ 치매 전문 요양 시설

〈장기시설〉

서울시니어스너싱홈 •
　서울특별시 중구 신당3동 366-97　☎ 02) 2254~1221

은천노인요양센터 •
　서울특별시 동대문구 장안4동 304-8　☎ 02) 2249~9980

천사노인요양센터 •
　서울특별시 강서구 화곡동 1010번지　☎ 02) 2603~3838

낮은소리의집 •
　서울특별시 서초구 신원동 501-12　☎ 02) 576~3580

선의관악종합사회복지관 •
　서울특별시 관악구 봉천5동 1699-6　☎ 02) 882~7134

효미실버너싱 •
　서울특별시 강동구 성내1동 447-18　☎ 02) 474~7555

신내노인요양원 •
　서울특별시 중랑구 신내동 642　☎ 02) 3422~3500

청운요양원 •
　서울특별시 종로구 구기동 218　☎ 02) 379~9232

동명노인복지센타·
　서울특별시 관악구 봉천1동 647-10　☎ 02) 875~2770

라파노인전문요양원·
　서울특별시 구로구 구로3동 147-3 메디식스빌딩 5, 6층
　☎ 02) 855~2101

혜인요양원·
　경기도 평택시 진위면 동천리 160-2　☎ 031) 667~4773

수산나노인전문요양원·
　경기도 김포시 대곶면 송마리 8-4　☎ 031) 983~2400

수린목요양원·
　충청남도 서산시 운산면 신창리 379-8　☎ 041) 688~6227

광주광역시립인광치매요양병원·
　광주광역시 광산구 삼거동 605-1　☎ 062) 949~5200

창원시립치매요양병원·
　경상남도 창원시 북면 내곡리 1234-1　☎ 055) 298~2442

수덕의집·
　전라남도 나주시 다도면 암정리 569　☎ 061) 337~7006

〈단기시설〉

구립영등포노인단기보호센터·
　서울특별시 영등포구 신길4동 242-7번지　☎ 02) 849~3960

강동치매단기보호센터·

　서울특별시 강동구 명일2동 48-10　☎ 02) 426~2047

광진치매단기보호센터·

　서울특별시 광진구 군자동 364-15　☎ 02) 466~6248

박애재가노인복지원·

　서울특별시 은평구 응암3동 125-10　☎ 02) 382~1440

수유치매단기보호센터·

　서울특별시 강북구 수유2동 338-5　☎ 02) 903~4060

은평재가노인복지센터·

　서울특별시 은평구 역촌2동 64-15　☎ 02) 352~2004

우리모두단기보호센터·

　서울특별시 강서구 등촌동 주공9단지 사회복지관 내

　☎ 02) 658~3331

광주효경단기보호·

　광주광역시 남구 봉선동 1002-1　☎ 062) 676~1096

성로재가복지·

　경상남도 마산시 교방동 366-1　☎ 055) 222~1982

에덴단기보호센터·

　경상북도 청도군 청도군 화양읍 범곡리 96

　☎ 054) 370~5177

혜성원·

　경상북도 안동시 송천동 1319-33　☎ 054) 821~9050

장성프란치스꼬의 집 •
　　전라남도 장성군 진원면 선적리 170-1　☎ 061) 392~9400
목포성모재가복지원 •
　　전라남도 목포 경동 2가 6-1　☎ 061) 244~1254
원광요양원 •
　　제주 북제주군 애월읍 고성2리 산 72　☎ 064) 799~3999

＊ 노인 전문 병원

경희의료원치매클리닉 •
　　서울특별시 동대문구 회기동 1번지　☎ 02) 9588~114
한마음병원 •
　　서울특별시 동대문구 답십리동 463-19　☎ 02) 2246~9100
보라매성모병원 •
　　서울특별시 동작구 대방동 417-3　☎ 02) 812~7777
영동세브란스노인병센터 •
　　서울특별시 강남구 도곡동 149-92　☎ 02) 3497~2500

서울시립서대문병원·
  서울특별시 중구 을지로1(태평로1가) 31 ☎ 02) 731~6114
서울대학교병원신경정신과·
  서울특별시 종로구 연건동 28 ☎ 02) 2072~3322
경기도립노인전문병원·
  경기도 용인시 구성면 상하리 17 ☎ 031) 288~0400
예솔병원·
  경기도 평택시 비전 2동 284-47 ☎ 031) 656~2255
가림노인전문병원·
  충청남도 부여군 임천면 비정리 72-1 ☎ 041) 837~7575
대전노인전문병원·
  대전광역시 대덕구 대화동 35-6번지 ☎ 042) 625~3003
울산광역시립노인병원·
  울산광역시 울주군 온양읍 동상리 산86-5
  ☎ 052) 231~7900
광주시립인광치매병원·
  광주광역시 광산구 삼거동 605 ☎ 062) 949~5200
강원대학교병원신경정신과·
  강원도 춘천지 효자3동 17-1 ☎ 033) 254~6843

치매 관련 모임과 서비스 정보

한국치매협회 · ☎ 02) 766~0710

서울특별시치매종합상담센타 · ☎ 02) 3431~7200

한국치매가족협회 · ☎ 080~720~2020

서초성심치매주간보호센타 · ☎ 02) 582~6012

치매상담전화 · ☎ 02) 431~9993

성심치매노인주간보호소 · ☎ 02) 825~7071

치매 간병 서비스 시설

사랑나눔간병인협회 · ☎ 02) 2676~9676

성모간병인협회 · ☎ 02) 569~5141

순복음간병인선교회 · ☎ 02) 3672~7820

대한간병인안내 · ☎ 02) 544~0325

서초노인종합복지관 · ☎ 02) 578~1515

대구한마음간병인회 · ☎ 053) 963~8830

불교간병회 · ☎ 054) 742~9000

상리사회복지관 · ☎ 061) 274~0068

아라종합복지관 · ☎ 064) 702~4605

✻ 치매 관련 단체

국제알츠하이머협회(영국) · http://www.alz.co.uk

대한뇌졸중학회 · http://www.stroke.or.kr

독거노인주치의맺기운동 · http://www.silvermed.or.kr

신경과학정보센터 · http://www.neuropsy.co.kr

알쯔하이머 연구실 · http://www.alzlab.co.kr